O. F. Ehm
Tauglichkeitsuntersuchungen bei Tauchern

Springer

*Berlin
Heidelberg
New York
Barcelona
Budapest
Hong Kong
London
Mailand
Paris
Tokyo*

O. F. Ehm

Tauglichkeitsuntersuchungen bei Tauchern

Unter Mitarbeit von
F. Gerstenbrand, S. Schiöberg-Schiegnitz, I. Strutz

Völlig überarbeitete und erweiterte 2. Auflage

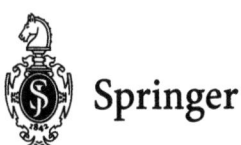

Dr. med. Oskar Franz Ehm
Internist
Mühltalstraße 132, 69121 Heidelberg

Dieses Werk ist urheberrechtlich geschützt. Die dadurch begründeten Rechte, insbesondere die der Übersetzung, des Nachdrucks, des Vortrags, der Entnahme von Abbildungen und Tabellen, der Funksendung, der Mikroverfilmung oder der Vervielfältigung auf anderen Wegen und der Speicherung in Datenverarbeitungsanlagen, bleiben, auch bei nur auszugsweiser Verwertung, vorbehalten. Eine Vervielfältigung dieses Werkes oder von Teilen dieses Werkes ist auch im Einzelfall nur in den Grenzen der gesetzlichen Bestimmungen des Urheberrechtsgesetzes der Bundesrepublik Deutschland vom 9. September 1965 in der jeweils geltenden Fassung zulässig. Sie ist grundsätzlich vergütungspflichtig. Zuwiderhandlungen unterliegen den Strafbestimmungen des Urheberrechtsgesetzes.

© Springer-Verlag Berlin Heidelberg 1989, 1995

Die Wiedergabe von Gebrauchsnamen, Handelsnamen, Warenbezeichnungen usw. in diesem Werk berechtigt auch ohne besondere Kennzeichnung nicht zu der Annahme, daß solche Namen im Sinne der Warenzeichen- und Markenschutzgesetzgebung als frei zu betrachten wären und daher von jedermann benutzt werden dürften.

Produkthaftung: Für Angaben über Dosierungsanweisungen und Applikationsformen kann vom Verlag keine Gewähr übernommen werden. Derartige Angaben müssen vom jeweiligen Anwender im Einzelfall anhand anderer Literaturstellen auf ihre Richtigkeit überprüft werden.

ISBN-13: 978-3-540-59246-4   e-ISBN-13: 978-3-642-48062-1
DOI: 10.1007/ 978-3-642-48062-1

Vorwort zur 2. Auflage

Die medizinischen Erkenntnisse über eine Vereinbarkeit unserer körperlichen Funktionen mit dem Tauchen (ohne nachteilige Effekte), auch bei bestimmten Gesundheitsmängeln, haben sich seit der 1. Auflage erweitert. Wesentliche Unterscheidungen für die ärztliche Beurteilung von Berufs- und Sporttauchern wurden im Konsens internationaler Tauchmediziner fallengelassen.

Für den wichtigen Faktor der Psyche beim Tauchen gibt die wissenschaftliche Psychologie zuwenige für die Praxis verwendbare Ergebnisse. Der neu aufgenommene phänomenologische Beitrag über die Psychologie des Tauchens von Dr. S. Schiöberg-Schiegnitz soll dem untersuchenden Arzt Hilfen für die Beurteilung geben.

Hieraus resultierte eine gründliche Überarbeitung und Erweiterung für die Neuauflage; die im Konsens mit dem Vorsitzenden des Ausschuß „Tauchtauglichkeit" der GETÜM gestaltet wurde.

Herrn Augenarzt Dr. R. Scholz, Bundeswehrkrankenhaus Kiel, sei für die Neubearbeitung des Abschnitts 3.2.1 („Augen") gedankt, Prof. Doz. Dr. Markus Haass, kardiologische Abteilung der medizinischen Universitätsklinik Heidelberg und Herrn Prof. Dr. H. G. Ulmer, Abteilung pädiatrische Kardiologie der Universitätskinderklinik Heidelberg, danke ich für die unterstützende Beratung.

Dank auch dem Springer-Verlag für die Neugestaltung dieser Auflage.

Vorwort zur 1. Auflage

Fast explosionsartig hat sich das Tauchen nach dem 2. Weltkrieg entwickelt. Den Anstoß gaben die Kampfschwimmtaucher im Krieg und die Weiterentwicklung des Lungenautomaten durch Cousteau und Gagnan 1940. Gleichlaufend mit dieser Entwicklung erweiterten sich die medizinischen Kenntnisse über das Tauchen.

In Deutschland wurde durch die Vorträge und Filme von Hans Hass das Interesse am Tauchen als Sport geweckt. Sehr bald wurde aber aus dem anfänglichen Außenseitersport nahezu ein Breitensport. In den USA wird heute die Zahl derjenigen, die regelmäßig tauchen, auf 2 Millionen geschätzt. In der BRD gibt es 35 000 organisierte Sporttaucher, in der Schweiz etwa 10 000. Für Österreich wird die Zahl auf 5000 geschätzt.

Besonders im letzten Jahrzehnt haben sich die Grenzen der Gruppe der Taucher in alle Richtungen ausgeweitet. Die Altersgrenze hat sich nach oben und unten verschoben. Vielfach wird Tauchen als Schulsport angestrebt. Die Filmregisseurin Leni Riefenstahl lernte mit 72 Jahren das Tauchen und machte hervorragende Unterwasseraufnahmen. Behinderte, Amputierte, selbst Querschnittsgelähmte haben gezeigt, daß sie in der Lage sind, normale Tauchprüfungen abzulegen; Behinderte scheinen sogar oft eine besondere Neigung zu ausgefallenen Sportarten zu haben.

Die Tauchtauglichkeitsuntersuchungsempfehlungen in aller Welt waren und sind auf gesunde Menschen mit guter Kondition abgestellt. Die Realität hat uns Ärzten aber gezeigt, daß man aber auch mit bestimmten Defekten durchaus tauchen kann. Dem Arzt kommt damit die Aufgabe zu, auch eventuelle Unvollkommenheiten abzugrenzen, mit denen das Tauchen zu vereinbaren ist, ohne die Sicherheit des Tauchers zu gefährden. Auch unter Taucherärzten herrscht heute eine Unsicherheit für viele Fragen in diesem Bereich.

Im Verhältnis zum Umfang der Sporttauchaktivität ist die Häufigkeit von Krankheits- und Todesfällen relativ gering. Deshalb gibt es bislang keine umfassenden fundierten Beobachtungsdaten, die allgemein verbindliche Aussagen zu medizinischen Grenzfällen zuließen. Die hier gegebenen Empfehlungen stützen sich auf die heutigen wissenschaftlichen Kenntnisse des Tauchers und klinisch-empirische Erfahrungen.

Dieses Buch, das sich zur Aufgabe gemacht hat, über einen Leitfaden für die üblichen Tauchtauglichkeiten hinaus auf alle Grenzfragen einzugehen, soll gleichzeitig Anstöße geben, mehr Klarheit in ein neues Aufgabengebiet zu bringen.

Da sich die Grenzprobleme über viele Fachgebiete der Medizin erstrecken, haben sich Spezialisten der meisten angesprochenen Gebiete an diesem Buch beratend beteiligt. Das Gebiet der HNO-Fragen wurde von Herrn Priv. Doz. Dr. Strutz bearbeitet. Herr Prof. F. Gerstenbrand hat im Neuland der Tauchtauglichkeitsbeurteilungen mit den Kapiteln „Psyche und Zentralnervensystem" sowie „Neurologische Erkrankungen (von Behinderten)" grundlegende Akzente gesetzt. Alle anderen Kapitel wurden von Fachärzten, die mit den Fragen des Tauchens besonders vertraut sind, durchgesehen, ergänzt bzw. verbessert. Allen gebührt mein Dank, insbesondere Herrn Dr. Horst Kalthoff, Augenarzt, Berlin, Herrn Prof. Dr. Herbert Löllgen, Remscheid, und Herrn Prof. Dr. Heinrich Matthys, Freiburg.

Last but not least sei dem Springer-Verlag gedankt: den Mitarbeitern in Lektorat und Herstellung, die durch redaktionelle Verbesserungen bzw. angemessene Gestaltung der Vorlagen die Fertigstellung des Buches ermöglicht haben.

Inhaltsverzeichnis

1	Einführung	1
1.1	Über den Sinn und die Notwendigkeit einer Tauglichkeitsuntersuchung	1
1.2	Die Besonderheiten der tauchärztlichen Untersuchung	4
2	Allgemeines	7
2.1	Rechtliche Lage	7
2.2	Altersgrenzen, Kindertauchen, Grundsätzliches	9
2.3	Anamnese	12
2.4	Kontraindikationen und Nachuntersuchungen	13
2.5	Medikamente	14
3	Untersuchungsgang	19
3.1	Allgemeinzustand	19
3.1.1	Konstitution und Kondition	19
3.1.2	Ernährungszustand	20
3.1.3	Haut	21
3.1.4	Infektionskrankheiten	21
3.1.5	Aids	22
3.2	Kopf	23
3.2.1	Augen	23
3.2.2	Nase und Nasennebenhöhlen (J. Strutz)	25
3.2.3	Ohren (J. Strutz)	27
	Gehörgang	27
	Mittelohr	28
	Innenohr	30

	Vestibularisstörungen	32
	Audiologie	33
3.2.4	Pharynx und Larynx (J. Strutz)	33
3.2.5	Mundhöhle (J. Strutz)	34
3.3	Hals	35
3.4	Thoraxorgane	35
3.4.1	Lunge	36
3.4.2	Herz und Kreislauf	42
	Herzvitien	44
	Koronare Herzkrankheit	46
	Herzrhythmusstörungen	47
	Hypertonie	52
	Krankheiten der peripheren Gefäße	56
3.4.3	Funktions- und Leistungsprüfungen	57
	Ergometrie	57
	Spirometrie	59
	Flack-Test	59
3.5	Abdomen und Urogenitalsystem	62
3.5.1	Abdomen	62
3.5.2	Urogenitalsystem	64
3.6	Schwangerschaft und gynäkologische Besonderheiten	66
3.7	Bewegungsapparat	69
3.7.1	Wirbelsäule	69
3.7.2	Extremitäten	69
3.8	Stoffwechsel- und Bluterkrankungen	71
3.8.1	Diabetes mellitus	71
3.8.2	Adipositas	73
3.8.3	Fettstoffwechselstörungen	73
3.8.4	Hämatologie	74
3.9	Psyche und Zentralnervensystem	74
3.9.1	Psyche	74
3.9.2	Psychische Aspekte der Tauchtauglichkeit (S. Schiöberg-Schiegnitz)	75
3.9.3	Psychiatrische Erkrankungen (F. Gerstenbrand)	88

	Untersuchungen der psychischen Tauchtauglichkeit	91
3.9.4	Neurologische Erkrankungen (F. Gerstenbrand)	93
3.10	Besonderheiten bei Behinderten	100
	Neurologische Erkrankungen (F. Gerstenbrand)	102
3.11	Langzeitschäden nach Tauchen	105

Anhänge 111

A	Richtlinien für die Tauglichkeitsuntersuchungen von Sporttauchern (GTÜM)	111
B	Tauchuntersuchungsformular für Sporttaucher (GTÜM)	123
C	BG-Grundsatz 31: „Überdruck"	127

Glossar 137

Literatur 143

Sachverzeichnis 151

Koautoren

Gerstenbrand, Franz, Prof. Dr.
Emeritierter Vorstand
der Universitätsklinik für Neurologie Innsbruck
Meinhardstraße 6, A-6020 Innsbruck
(Past-Präsident der GETÜM e.V.)

Schiöberg-Schiegnitz, Sonnhild, Dr. med.
Dipl.-Psychologin, Fachärztin für Neurologie
Salamancastraße 21, D-97084 Würzburg
(Mitglied des Ausschußes
„Tauchtauglichkeit" der GETÜM e.V.)

Strutz, Jürgen, Prof. Dr.
Direktor der HNO-Klinik
der Universitätsklinik Regensburg
Franz-Josef-Strauß-Allee 11, D-93053 Regensburg

1 Einführung

1.1 Über den Sinn und die Notwendigkeit einer Tauglichkeitsuntersuchung

Mit dem Tauchen begibt sich der Mensch in die Umwelt, die seinem normalen Lebensraum nicht mehr entspricht. Es entstehen dabei besondere Anforderungen an die körperlichen und psychischen Funktionen des Organismus. Schon geringe funktionelle Unzulänglichkeiten oder ein psychisches Fehlversagen unter Wasser können den Tod zur Folge haben. Zwischen dem Auftreten solcher Erscheinungen und den Folgen liegt kaum die Möglichkeit zur Erholung oder Korrektur des Fehlverhaltens, wie das für Sportarten, die über Wasser ausgeführt werden, meist der Fall ist. Untersuchungen für eine Tauchtauglichkeit sind deshalb nicht vergleichbar und nicht gleichzusetzen mit Tauglichkeitsuntersuchungen für anderen Sportarten, auch nicht mit denen der Fliegertauglichkeit.

Man könnte dem entgegenhalten, daß in Korea und Japan seit 1500 Jahren eine große Anzahl von Frauen, heute noch etwa 30 000, bekannt als *Amas*, von ihrem 11. bis zum 65. Lebensjahr nach Muscheln und Eßbarem tauchen, ohne daß sie je ärztlich untersucht wurden. Erst in den letzten Jahren durchgeführte Untersuchungen haben gezeigt, daß die Amas eine ungewöhnlich große Vitalkapazität haben. Unfälle sind bei ihnen nicht bekannt, obwohl ein Teil der Taucherinnen oft bis zu 18 und 25 m tief taucht. Dies selbstredend in Apnoe und ohne Tauchgeräte.

Dagegen gibt es bei den Tauchern der Tuamotuinseln eine Reihe von Krankheitserscheinungen und Unfällen, die „Taravana" genannt werden. Diese Taucher – ausschließlich Männer – lassen sich in der Perlensaison mit einem Bleigewicht zwischen den Füßen sehr schnell 20–40 m tief hinunterziehen, um Austern wegen ihres Perlmutts zu sammeln. Wenn diese Taucher vom Perlenwahn „Nanu parau" ergriffen werden, tauchen sie oft und ohne wesentliche Pausen bis zu 6 Stunden am Tag. Bei den Taravanaerscheinungen, die danach nicht selten auftreten, handelt es sich um Dekompressionskrankheitssymptome ◊[1], die zu Lähmungen und zum Tode führen.

Bei den griechischen Schwammtauchern, die bis zur Erfindung der Kunstschwämme im großen Einsatz im Mittelmeer tauchten und die wohl nie untersucht wurden und darüber hinaus keine Kenntnisse von den physikalischen Gesetzen des Tauchens hatten, waren Dekompressionserscheinungen sehr häufig. Sie manifestierten sich in sog. Bends (von engl. „to bend", beugen) und verliehen den Schwammtauchern eine gebeugte Körperhaltung.

Beim Bau des East-River-Tunnels für die Pennsylvania Rail Road in Amerika 1909, kam es zu 3692 Fällen von *Caisson-Krankheit*, wie die Dekompressionskrankheiten lange genannt wurden; 20 dieser Fälle endeten tödlich.

1878 wurde die Ursache der „Caisson-Erscheinungen" von dem französischen Physiologen Paul Bert in seinem Buch *La pression barométrique* als Stickstoffwirkung beschrieben. Aber erst 1908 wurden die Möglichkeiten der Verhütung der Caisson-Krankheit von Sir John Haldane erarbeitet und später in seinem Buch *Respiration* veröffentlicht (1922). Die meisten dieser geschilderten Unfälle waren auf die Unkenntnis der veränderten Umgebungsbedingungen zurückzuführen. Die Verhütung der Dekompressionskrankheit ist auch nicht das Ziel der ärztlichen Untersuchung. Diese kann nur durch ein sachgemäßes Verhalten beim Tauchen vermieden werden. Die Dekompressionskrankheit spielt auch bei den tödlichen Sporttauchunfällen nicht die Hauptrolle. Von 130 tödlichen Tauchunfällen im Jahre 1979, die von den U. S. Underwater Diving Fatality Statistics erfaßt wurden, starben 62 aus sog. „gesundheitlichen Gründen" („medical causes"). Darunter befand sich nur ein Fall von Dekompressionskrankheit (McAniff 1970–1985).

Den größten Anteil (76 %) bildete die Gruppe, für die als Todesursache „Erschöpfung, Embolie oder Panik" angenommen wurden. In dieser Gruppe konnte in 14 Fällen ein *Lungenüberdruckunfall* autoptisch gesichert werden. Daraus ist zu ersehen, daß der überwiegende Teil aller Unfälle durch *Fehleinschätzung*, *Fehlverhalten* und *Panik* – und hierzu dürften Lungenüberdruckunfälle zählen – verursacht wurde. Die drittgrößte Gruppe stellten die Todesfälle durch *Herzversagen*.

Der Sinn einer Tauglichkeitsuntersuchung wird damit deutlich, gleichzeitig wird aber auch die Schwierigkeit einer Beurteilung umrissen. Es gilt nicht nur körperlich Untaugliche vom Tauchen fernzuhal-

---

[1] Die mit Rautenzeichen ◊ gekennzeichneten Begriffe sind im Glossar, S. 137–141, erläutert

ten, sondern ebenfalls Personen, die zu Fehlverhalten und Panik neigen und dadurch sich und andere gefährden.

Bei der körperlichen Untersuchung liegen die Schwerpunkte in der Beurteilung der *Lungen- und Atmungsfunktion*, um Personen auszuklammern, bei denen es zu einem *Lungenüberdruckunfall* kommen könnte; weiter im Ausschluß einer kardiovaskulären Risikobereitschaft. Ein anderer wichtiger Schwerpunkt der Untersuchung gilt dem *Hals-Nasen-Ohren-Bereich* bzw. der Funktion der Belüftung der Nasennebenhöhlen und des Mittelohrs. Die Anforderung an alle übrigen Organe oder Organfunktionen entsprechen im allgemeinen denen anderer Sportarten. Die Besonderheiten werden in den entsprechenden Kapiteln besprochen.

Die Amas, bei denen Unfälle so gut wie unbekannt sind, tauchen ohne Atemgeräte und innerhalb ihrer physiologischen Grenzen. Diese physiologischen Grenzen werden bei den Tauchern der Tuamotuinseln nicht mehr respektiert. In beiden Fällen handelt es sich um ein Apnoetauchen ◊. Die meisten heutigen Sporttaucher verwenden zum Tauchen Atemgeräte. Sie sind dadurch einer Reihe weiterer Gefährdungen ausgesetzt.

Der Sinn und Zweck einer Tauchtauglichkeitsuntersuchung liegt einmal darin, Personen vom Tauchen abzuraten, die dazu nicht geeignet sind. Die Notwendigkeit erhellt aus dem oben Gesagten und der US-Unfallstatistik (McAniff 1970-1985). Danach waren von insgesamt 614 Todesfällen beim Tauchen für die Jahre 1976-1985 432 (70,35 %) durch sog. gesundheitliche Gründe verursacht. Über diese ärztliche Indikation hinaus hat eine Meinungsumfrage bei Tauchsportclubs ergeben, daß man sich überwiegend für eine Erweiterung der früher einfachen Untersuchung ausspracht, ferner dafür, daß eine eingehende Tauglichkeitsuntersuchung für jeden Sporttaucher verpflichtend sein sollte (Kerll 1982).

Nach Brelowski (1987) nehmen sich die Ärzte zuwenig Zeit, sowohl für die Anamnese als auch für die Untersuchung selbst, sie verstehen zuwenig von der Materie und stellen leichtfertig, ohne gründliche Untersuchung, oft unzulängliche Bescheinigungen (z. B. tauglich bis 10 m Wassertiefe) aus.

1.2 Die Besonderheiten der tauchärztlichen Untersuchung

Die Tauglichkeitsuntersuchung von Sporttauchern ist ein *konsultativer Akt* mit präventivem Charakter. Der Arzt handelt also nicht als Gutachter im Auftrag eines Dritten. Auch dann nicht, wenn die Untersuchung von einem Verein oder einer Organisation als Voraussetzung zum Tauchen verlangt wird. Der Auftraggeber ist der Kandidat, der ja auch diesen Auftrag zu honorieren hat. Dies gilt auch dann, wenn die Bezahlung der Untersuchung von einem Dritten erstattet wird. Im militärischen Bereich und bei der Untersuchung für die Berufsgenossenschaft handelt der Arzt hingegen im Auftrag eines Dritten, der dann auch zahlungspflichtig ist.

Sinn und Zweck einer ärztlichen Tauglichkeitsuntersuchung müssen deshalb sein, dem Kandidaten vermitteln zu können, ob gesundheitliche Einwände gegen das Tauchen sprechen oder nicht. Dieser Auftrag beinhaltet die ärztliche *Schweigepflicht*. Deshalb darf auch nur das Ergebnis der Untersuchung, mit dem Vermerk der Tauglichkeit bzw. Untauglichkeit, an andere Stelle weitergegeben werden. Dies geschieht auf einem gesonderten Formular. Das Protokoll der Untersuchung kann dem Kandidaten übergeben werden. Dies ist sinnvoll, wenn der Betreffende sich später an anderer Stelle einer Nachuntersuchung unterzieht. Wenn der Kandidat damit einverstanden ist, verbleibt das Original beim Arzt.

Im Lauf von gut 40 Jahren Sporttauchmedizin sind in allen Industrieländern Richtlinien für die Untersuchung erstellt worden. Sie waren anfangs darauf abgestellt worden, mit möglichst wenig Aufwand und Kosten, etwa an Deck eines Bootes oder am Strand oder in Tauchbasen durchgeführt zu werden. Solche zwangsläufig einfachen Untersuchungen müssen heute als überholt und unzureichend angesehen werden. Eine Röntgenuntersuchung des Thorax, wenigstens bei der Erstuntersuchung, gilt als unerläßlich. Auch eine Ergometerbelastung zählt zu den Notwendigkeiten.

Andererseits gilt es Vorstellungen zu korrigieren, wonach ein guter Taucher einem gewissen Modell oder den Bedingungen einer körperlichen Elite entsprechen muß. Nach Flemming ist es nicht möglich, ein solches Modell zu definieren. Auch haben medizinische, psychologische und körperliche Belastungstests gezeigt, daß Taucher, einschließlich der Berufstaucher, sich nicht wesentlich vom Durchschnitt der Bevölkerung unterscheiden, wenn man von einer besseren körperlichen Kondition einmal absieht (Flemming 1971). Darüber hinaus haben praktische Erfahrungen gezeigt, daß auch Behinderte in der Lage sind, normale, den Verhältnissen angepaßte Tauchprüfungen zu bestehen. Damit wird auch die Problematik deutlich, denen sich heute der Untersucher gegenüber steht. Hier Leitlinien zu geben, soll ein Zweck dieses Buches sein.

Auf der anderen Seite hat das Tauchen als *Wettkampfsport* eine enorme Ausdehnung erfahren. Seit 1986 sind die verbreitetsten Wettkampfarten (offiziell als „fin-swimming" bezeichnet) als olympische Disziplin anerkannt. Zu ihr gehören Flossenschwimmen über verschiedene Distanzen und Apnoe- bzw. Preßlufttauchen über bestimmte Strecken. Das Sportkomitee der Weltorganisation *CMAS* (Confédération Mondiale des Activités Subaquatiques – World Underwater Federation) hat darüber hinaus Wettkampfbestimmungen für die Unterwasserjagd, das Orientierungstauchen, Unterwasserhockey und Unterwasserrugby sowie für Wildwasserschwimmen erstellt. Die ärztliche Betreuung dieser Wettkämpfer erfordert über die tauchmedizinischen Kenntnisse hinaus auch Wissen über Physiologie und Pathophysiologie des Leistungssports.

Voraussetzung für tauchmedizinische Untersuchungen sind gewisse Kenntnisse der physikalischen und physiologischen Grundlagen, der Eigentümlichkeit und Gefahren des Tauchens.

Die beratende Funktion des Arztes impliziert, daß er die Ergebnisse seiner Untersuchung mit dem Untersuchten bespricht, um ihm sagen zu können, ob er ihm zum Tauchen raten kann oder ihm davon abraten muß.

Die *Honorierung* der Untersuchung bei Sporttauchern, die grundsätzlich keine kassenärztliche Leistung ist, richtet sich je nach Lage des Falles nach der GOÄ oder der EBM.

2 Allgemeines

2.1 Rechtliche Lage

Nimmt ein Arzt eine Untersuchung ohne entsprechende Kenntnisse vor und attestiert eine Tauchtauglichkeit, so muß er juristisch mit dem Vorwurf des „Übernahmeverschuldens" rechnen. Eine ausgestellte Bescheinigung muß auch rechtlich sein, d. h. der Kandidat muß untersucht und relevante Befunde müssen vollständig und richtig attestiert sein. In einem Schadensfall aufgrund einer Gesundheitsstörung des Tauchers, die der Arzt bewußt oder vielleicht aus Gefälligkeit verschwiegen hat, können zivilrechtliche Ansprüche auf Schadensersatz und Schmerzensgeld geltend gemacht werden und evtl. auch ein strafrechtliches Verfahren nach sich ziehen.

Bei der Marine gibt es besonders geschulte Ärzte, bei den Berufsgenossenschaften von diesen ermächtigte Ärzte, die zu Tauchtauglichkeitsuntersuchungen berechtigt sind. Die Grundlagen sind von den Berufsgenossenschaft im Grundsatz 31 „Überdruck" für Taucher und im Grundsatz 26 über den Umgang mit Atemschutzgeräten festgelegt. Die Untersuchungen nach dem Grundsatz G 31 für Taucharbeiten sind für die Unfallverhütungsvorschriften Arbeitsmedizinische Vorsorge (VBG 100) rechtsverbindlich.

Für nicht berufliche Taucher besteht keine gesetzliche Pflicht einer Tauchtauglichkeitsuntersuchung, wie es auch in allen demokratischen Ländern weder für das Tauchen noch für eine Tauchtauglichkeit eine gesetzliche Regelung gibt.

Eine seit Jahren bei der deutschen Bundesärztekammer beantragte Zusatzbezeichnung „Tauch- und Überdruckmedizin" scheint in näherer Zukunft Wirklichkeit zu werden. Als Übergangsregelung und evtl. parallel zur Zusatzbezeichnung wird eine Fachkunde „Tauchmedizin" angestrebt. Als Grundlage für die Ausbildung zum Taucherarzt wurden von der GTÜM Richtlinien erarbeitet, nach denen die Qualifikation „Taucherarzt GTÜM e.V." erworben werden kann. Eine Qualifikation

„Tauch- und Überdruckmedizin GTÜM e.V." soll darüber hinaus die Behandlung mit Druckluftkammern und Arbeiten auf Druckluftbaustellen regeln.

In Zukunft werden wohl in Europa Tauchtauglichkeitsuntersuchungen nur Gültigkeit haben, wenn sie von einem Taucherarzt durchgeführt wurden. Für gerichtliche Entscheidungen wird sich die Rechtsprechung auf die Richtlinien der GTÜM e. V. für die Tauchtauglichkeitsuntersuchung von Sporttauchern (1992) beziehen, zumal diese in Zusammenarbeit mit den deutschen Tauchsportorganisationen erarbeitet wurden.

Diese Richtlinien wurden von dem Ausschuß „Tauchtauglichkeit der GTÜM" unter dem Vorsitz des Autors neu erarbeitet und sind seit Ende 1992 in Kraft. Sie umfassen eine detaillierte Liste aller absoluten und relativen Kontraindikationen und einen Untersuchungsbogen für die Tauglichkeit von Sporttauchern (s. Anhang B).

Nach den Ergebnissen der „Conference on Medical Standards for Fitness to Dive" im März 1994 in Edinburgh mit 150 internationalen Teilnehmern besteht ein weitgehender Konsens dieser Richtlinien mit den Meinungen führender internationaler Tauchmediziner. Nach allgemeiner Ansicht gibt es auch für die Beurteilung der Tauchtauglichkeit keine grundlegenden Unterschiede zwischen Berufs- und Sporttauchern. Auch für Berufstaucher werden bisherige Ausschlußgründe relativiert und Grenzen neu abgesteckt (Welslau 1994).

Die jetzige Neuauflage beschränkt sich deshalb nicht mehr ausschließlich auf die Tauglichkeitsuntersuchung von Sporttauchern. Die von der GTÜM 1986 und 1992 erstellten Richtlinien lehnten sich an die berufsgenossenschaftlichen Grundsätze für die arbeitsmedizinische Voruntersuchung Überdruck (G 31) an. Auf Unterschiede der Empfehlungen für Berufstaucher und Sporttaucher wird in dem jeweiligen Kapitel eingegangen.

Die Tauchmedizin ist eine relativ junge Wissenschaft und die Beurteilung der Tauchtauglichkeit ein Neuland, für das noch wenig gesicherte Erkenntnisse vorliegen und Feldstudien nicht existieren. Die Auffassung über zumutbare Belastungen unter Überdruck ohne das Risiko akuter oder Langzeitschäden sind im Fluß.

Für die europäischen Berufstaucher sind 1984 vom European Diving Technical Committee in Luxemburg Richtlinien herausgegeben worden, die wenigstens für Europa das Berufstauchen harmonisieren sollen (Mebane u. McIver 1993). Für das Gros der Taucher (über 90 %), die nicht beruflich tauchen und weiterhin als „Sporttaucher", im amerikanischen Sprachgebrauch als „recreational diver", bezeichnet werden, sind internationale Standards eines Tages zu erwarten.

2.2 Altersgrenzen, Kindertauchen, Grundsätzliches

Eine *Altersbegrenzung* für das Tauchen gibt es im Prinzip nicht. Im Weltverband des Sporttauchens (CMAS) sind Wettkämpfe mit Gerät – Preßluftflaschen über 100 m – ab dem 12. Lebensjahr erlaubt. Das *Jugendtauchsportabzeichen*, ab dem 10. Jahr möglich, erlaubt ebenfalls Üben mit dem Tauchgerät ab 12 Jahren.

In einer groß angelegten Studie wurden in Moskau 100 Jugendliche im Alter von 9–18 Jahren während und nach 2 Jahren Tauchtraining untersucht. Es ließ sich kein nachteiliger Effekt auf die körperliche Entwicklung nachweisen (Razvodovski 1979).

Allerdings lag dieser Studie nur ein Trainingsprogramm in Schwimmbädern zugrunde. Die Aussage bezieht sich somit im wesentlichen auf die Belastbarkeit durch Flossenschwimmen und Streckentauchen.

Für das Tauchen mit Druckluftgerät in offenen Gewässern sollten nach dem Vorschlag von Mebane (1993) anstelle einer Altersbegrenzung ein Körpergewicht von 45 kg und ein Größe von 1,50 m als untere Grenze angesetzt werden, da die unterschiedliche Entwicklung Jugendlicher es sehr erschwert, Normen nach dem Lebensalter festzulegen.

Über die körperliche Belastbarkeit hinaus, die sich schon mit dem Anlegen und Tragen der Ausrüstung (Druckgasflaschen) ergeben, welche bisher nur für Erwachsene im Handel sind, sind die Grenzen für Heranwachsende durch ihre geistige und psychische Reife gegeben. Die Ausreifung des Nervensystems für die Koordination ist i. allg. mit dem Schulzeitalter gegeben, die des Vegetativums erst mit Abschluß der Pubertät.

Für die geistige Reife müssen das Verständnis der Grundregeln des Tauchens mit Druckgasgeräten sowie der Tauchplanung und der Gebrauch von Austauchtabellen verlangt werden. Diese Kriterien sind noch weitgehend prüfbar. Schwieriger ist es, psychische Reife im Rahmen einer ärztlichen Untersuchung zu beurteilen. Für das Autofahren ist diese Reife, die einen gewissen Grad an Ausgewogenheit und Verantwortungsbewußtsein garantieren soll, bei einem 14jährigen in der Regel nicht gegeben. Die Tauchscheinordnung des Verbandes Deutscher Sporttaucher e.V. (VDST e.V.) gestattet jugendlichen Tauchscheininhabern ab dem 12. Lebensjahr Eingewöhnungstauchgänge in Freigewässern. Von der Sachabteilung „Jugend" des VDST wird angestrebt, für Jugendliche ab 10 Jahren Freigewässertauchgänge unter

Schwimmbadbedingungen (Sicht, Tiefe, Temperaturverhältnisse) zu ermöglichen.

Andere Tauchsportverbände und Wasserrettungsorganisationen führen schon seit Jahren Tauchausbildung für Kinder und Jugendliche durch. Sind die Voraussetzungen wie Sicherheit im Wasser, gute Schwimmleistung, ausreichendes Training im ABC-Schwimmen und Tauchen und Stabilität im Sozialverhalten innerhalb der Gruppe gegeben, beginnt die direkte Tauchausbildung zwischen 12 und 14 Jahren im Schwimmbad. Ab 14 Jahren ist Tauchen im Freiwasser unter den oben angeführten Bedingungen möglich. Da bisher mehr theoretische Bedenken der Ärzte als objektiv gesicherte Daten über das Risiko beim Kindertauchen vorliegen, verlegen die meisten Verbände aufgrund der steigenden Nachfrage die Altersgrenzen nach unten.

Unter Schwimmbadbedingungen sowie bei Vorliegen einer gültigen Tauglichkeitsbescheinigung und einer Einverständniserklärung der Erziehungsberechtigten bestehen keine begründeten ärztlichen Bedenken, wenn die Tauchgänge unter Begleitung erfahrener Taucher durchgeführt werden.

Offen bleiben muß die Frage, ob das Längenwachstum von Heranwachsenden durch sog. stumme Stickstoffbläschen in den Knochenwachstumsgrenzen gestört werden kann. Wissenschaftliche Untersuchungen hierzu liegen nicht vor. Auch ist der biochemische Mechanismus des Längenwachstums noch nicht ganz geklärt.

Mebane u. McIver (1993) fordern, daß ein jugendlicher Taucher ein voll kompetenter Taucher sein müsse, der nicht mehr von seinem Begleiter abhängig ist. Das verlangt auch eine vollwertige Tauchtauglichkeitsuntersuchung.

Es bleiben die psychischen Besonderheiten, die dem Alter Heranwachsender eigen sind, wie Spontaneität und Ablenkbarkeit, unzureichende Selbstkontrolle und mangelnde Fähigkeiten, die Kräfte einzuteilen. Das Handeln ist vorwiegend gefühlsgesteuert, und Jugendliche können zu erhöhter Panikbereitschaft neigen. Pubertätsprobleme, Autoritätskonflikte, oft mit Orientierung nach Überlegeneren oder Draufgängern in der „peer group", können eine Rolle spielen und stehen in einem Mißverhältnis von körperlicher Stärke und geistiger Reife. Diese Faktoren sind jedoch vorwiegend von dem verantwortlichen Tauchlehrer und Begleiter zu berücksichtigen.

Es sei hier auch auf eine Gefährdung hingewiesen, die beim Tauchen in Schwimmbädern besonders bei Jugendlichen besteht, aber nicht nur bei ihnen: die Neigung, vor einem Streckentauchen zu hyperventilieren, um länger zu tauchen. Dadurch wird der Kohlendioxidspiegel, der als der stärkste Atemantrieb gilt, erheblich herabgesetzt, und gegen Ende des Streckentauchens kommt es – für den Taucher meist unmerklich –

zum sog. *Schwimmbadblackout*, einer zerebralen Hypoxie mit Bewußtseinsverlust (Craig 1963, Ehm 1979 a; 1987 a, S. 76-81).

Bei einem *Alter über 40 Jahre* müssen die Untersuchungen mit besonderer Sorgfalt diejenigen Gesundheitsstörungen ausschließen, die erfahrungsgemäß die 2. Lebenshälfte häufiger belasten. Es gibt heute aktive Taucher, die im 7. Lebensjahrzehnt stehen. Eine generelle Altersbegrenzung nach oben kann man also nicht festlegen.

Grundsätzliches
Keine Richtlinien können aber ein selbständiges ärztliches Urteil ersetzen. Dies gründet sich auf das Wissen und das Gewissen.

Das Urteil der Untersuchung lautet: *tauglich, tauglich mit Einschränkungen* oder *nicht tauglich* (s. 3.10). Ein Beschränkung auf bestimmte Tauchtiefen gibt es nicht. Gerade innerhalb der Wassertiefe von 10 m kommt es wegen der relativ größten Druckdifferenzen am ehesten zu Barotraumen ◊ (s. 3.2.2 und 3.4.1).

Der Sporttaucher selbst kann und muß entscheiden lernen, welchen Belastungen und Gefährdungen – wie Tauchen unter Eis, in undurchsichtigen Gewässern, starken Strömungen oder bei stürmischer See – er seinem Alter und seiner Kondition entsprechend gewachsen ist. Aus der zunehmenden Mündigkeit der Menschen und Patienten in den demokratischen Industrieländern sollte auch die Übernahme zu einer größeren *Eigenverantwortlichkeit* erwachsen. Der Arzt kann heute auch in Fragen der Tauchtauglichkeit nicht alle Entscheidungen für den einzelnen treffen. Dies gilt besonders für Behinderungen, aber auch für Diabetiker und die Frau in der Schwangerschaft (s. Abschn. 3.6 und 3.10).

Sporttauchen ist heute nicht mehr eine gefährliche Außenseitersportart. Es verlangt nur eine hohe Selbstverantwortlichkeit. Werden die Voraussetzungen respektiert und die erforderlichen Grundregeln beachtet, ist das Risiko geringer als bei vielen anderen Sportarten wie z. B. Bergsteigen, Drachenfliegen usw.

Für die psychischen und physischen Belastungen gibt es zwischen Sport- und Berufstauchern im wesentlichen keine Unterschiede. Die Streßbelastung wird vorwiegend durch die Art des jeweiligen Tauchganges bestimmt. Der Sporttaucher hat hier die freie Wahl zwischen Tauchen unter günstigen oder schwierigen Bedingungen. Oft werden aber gerade von Sporttauchern aus den verschiedensten Gründen (s. Abschn. 3.9) riskante Tauchgänge gewagt oder aber nicht verweigert, um sich in den Augen der anderen Taucher nicht zu blamieren.

Berufstaucher können sich Ort, Zeit und Umgebungsunterwasserbedingungen nicht aussuchen. Sie stehen auch indirekt unter dem Druck, ihren Arbeitsplatz zu verlieren (Faeseke 1990). Da die Sicherheitsmaßnahmen bei Berufstauchern wesentlich strenger und besser sind, gibt es bei Berufstauchern weniger akute Schäden oder Todesfälle.

Nach dem G 31 liegt die Altersgrenze für Berufstaucher zwischen dem 21. und 50. Lebensjahr, ab dem 19. Lebensjahr kann mit einer Tauchausbildung begonnen werden. Ein medizinische Begründung für diese Begrenzung gibt es nicht.

2.3 Anamnese

Wie in der Medizin allgemein gilt auch für die Tauchtauglichkeitsuntersuchung, daß die Erhebung der Anamnese das wichtigste Mittel der Diagnosestellung ist.

Wenn die Anamnese im Untersuchungsbogen der GTÜM (Anhang B) als Fragebogenakt erscheint, ist das keine Diskriminierung der ärztlichen Aufgabe. Der Tauchkandidat kommt ja meist zum Arzt, weil er tauglich sein will. Er ist selten ein „leidender" Patient. Bedeutung und Tragweite früherer Krankheiten oder eventueller Beschwerden sind ihm oft nicht bewußt, oder er hält sie für unwesentlich. Mit der Tatsache, daß er sich mit den ihm vorgelegten Fragen befassen muß und daß er sie durch seine Unterschrift bestätigen soll, wird einem bewußten oder unbewußten Verschweigen vorgebeugt. Außerdem gibt sie dem Arzt eine gewisse Rechtssicherheit, daß Erkrankungen, die sich vorwiegend durch die Anamnese erfassen lassen (wie Epilepsie, Asthma bronchiale oder auch pektanginöse Beschwerden) nicht unterschlagen werden. Darüber hinaus erspart der Fragebogen dem Arzt Zeit.

Ergeben sich schon aus der Anamnese Erkrankungen, die mit dem Tauchen nicht vereinbar sind, erübrigt sich eine körperliche Untersuchung. Zu diesen zählen unter anderem Angaben über einen früher durchgemachten *Spontanpneumothorax* und alle Arten von *Anfallsleiden* (wie Epilepsie, Absencen, Narkolepsie oder synkopale Anfälle unklarer Genese), ebenso wie *Alkoholismus* und andere Abhängigkeitsleiden, aber auch *habituelle Luxationen*, z. B. des Schultergelenks.

2.4 Kontraindikationen und Nachuntersuchungen

Der G 31 unterscheidet zwischen den Urteilen: „gesundheitliche Bedenken" und „keine gesundheitlichen Bedenken". Bei ersteren wird zwischen dauernden, befristeten gesundheitlichen Bedenken und Bedenken unter bestimmten Voraussetzungen unterschieden.

Für dauernde gesundheitliche Bedenken sind 30 Kontraindikationen aufgelistet, die mit dem Tauchen nicht vereinbar sind. Die Formulierung dieser arbeitsmedizinischen Kriterien sind teils so gehalten, daß sie dem ärztlichen Urteil einen Spielraum lassen. So heißt es bei einigen Krankheitsbildern: „sofern sie die Tätigkeit erheblich beeinträchtigen oder durch die Tätigkeit verschlimmert werden".

In den Richtlinien de GTÜM 92 sind systemisch Krankheitsbilder mit relativen und absoluten Kontraindikationen aufgeführt (s. Anhang A). Diese detaillierte Klassifizierung, die einzige dieser Art, erhebt keinen Anspruch auf Absolutheit. Vom ständigen Ausschuß „Tauchtauglichkeit" der GTÜM werden diese Richtlinien und Kontraindikationen laufend neuesten Erkenntnissen angepaßt und ggf. ergänzt oder geändert.

Nach dem G 31 sind Nachuntersuchungen bei Berufstauchern jährlich vorzunehmen. Bei bestimmten Befunden oder Drucklufterkrankungen und nach einer Erkrankung von mehr als 6 Wochen Dauer ist vorzeitig nachzuuntersuchen. Ebenfalls auf Wunsch eines Arbeitnehmers, wenn er einen ursächlichen Zusammenhang zwischen seiner Erkrankung und seiner Tätigkeit am Arbeitsplatz vermutet.

Für Sporttaucher bis zum 40. Lebensjahr gilt eine Tauchtauglichkeit bei unauffälligen Befunden für 2 Jahre. Bei Abweichungen von Normalbefunden sind aber auch hier vom Untersucher kürzere Intervalle festzulegen.

Vom British Sub Aqua Club wird bei Normalbefunden eine Tauchtauglichkeit über 5 Jahre attestiert. Dem Ausschuß „Tauchtauglichkeit" der GTÜM liegen Anträge vor, auch schon aus Kostengründen das Untersuchungsintervall in Deutschland auf 3 Jahre auszudehnen.

Dagegen sollte für Tauchlehrer, die deutlich höheren Belastungen als Sporttaucher ausgesetzt sind und die oft auch mehr Einsatzzeiten als Berufstaucher haben, eine jährliche Untersuchung verlangt werden. Dieser neue, freie Berufszweig arbeitet ohne berufsgenossenschaftliche Absicherung. Für Sporttaucher ab dem 40. Lebensjahr gilt die Tauchtauglichkeit nur für ein Jahr.

Es versteht sich von selbst, daß Zwischenerkrankungen, Operationen, Unfälle, besonders akute oder chronische Infektionskrankheiten, eine Tauglichkeit zumindest befristet ausschließen.

2.5 Medikamente

Bei Tauchern bzw. Tauchkandidaten, die auf Medikamente eingestellt sind, ist zunächst deren Grundkrankheit zu berücksichtigen. Wird wegen einer Bronchitis ein Antibiotikum genommen, ist eine Tauglichkeit durch die Bronchitis nicht gegeben. Stellt das Grundleiden keinen dauernden oder passageren Ausschlußgrund dar, muß das Medikament hinsichtlich seiner Wirkung und seiner Nebenwirkungen unter erhöhtem Druck beurteilt werden.

Untersuchungen zu diesem Thema sind relativ selten, und die Literatur dazu ist spärlich. Die Auswirkungen von Pharmaka wurden vorwiegend in Tierversuchen getestet. Bei sehr hohen Drücken über 15–200 bar ◊[1] (150–2000 m Wassertiefe) zeigte sich eine Verstärkung der Wirkung für *Cholinergika, Sympathikomimetika, Antiarrhythmika* und *Anästhetika* (Kendig 1980). Weiter wurde eine potenzierte Wirkung von *Barbituraten* und *Antihistaminika* nachgewiesen (Philp 1980). An Tauchern selbst wurde die Wirkung von *Acetylsalicylsäure, Coffein, Diphenhydramin* (Benadryl) und *Dimenhydrinat* (Dramamine) unter verschieden Drücken bis zu 6,5 bar untersucht. Die höchsten Fehlerquellen in Lerntests wurden unter Benadryl beobachtet. Die anderen Pharmaka zeigten in ihren Einflüssen Abhängigkeit von der individuellen Empfindlichkeit. Unter normaler Dosierung fanden sich aber keine wesentlichen Änderungen des Verhaltens und keine Prädisposition zur Dekompressionskrankheit (Walsh 1980 b, S. 17-20).

Von großem Interesse sind die Auswirkungen von Medikamenten bei Notfallbehandlung unter erhöhtem Druck, wie sie nach Taucherunfällen in Taucherglocken und Rekompressionskammern auf Bohrinseln und in Unterwasserhäusern vorkommen können. Für das Sporttauchen und die entsprechende Tauglichkeitsuntersuchung interessieren hier allenfalls Erfahrungen über Nebeneffekte von Medikamenten, die auch zur Langzeitbehandlung angewandt werden. In zweiter Linie sind es

---

[1] 1 bar = 10^5 Pa

Pharmaka, die wegen Befindlichkeitsstörungen kurzfristig eingenommen werden.

Eine Arbeitsgruppe der Undersea and Hyperbaric Medical Society hat sich 1979 eingehend mit diesem Thema beschäftigt. Sie kam in ihrem Schlußwort zu der Auffassung, daß für kein Medikament der Beweis erbracht werden konnte, daß es unter erhöhtem Druck als zuverlässig sicher und effektiv gelten könne.

Immerhin wurde dennoch eine Liste von Pharmaka aufgestellt, über die gewisse, mehr klinische Erfahrungen vorliegen. Eine Verantwortung für jede Entscheidung über ihren Einsatz oder deren Wirkung wurde jedoch abgelehnt (Walsh 1980 a). Diese offensichtliche Unsicherheit ist wohl auch als eine Vorsichtsmaßnahme gegen eventuelle juristische Konsequenzen wie Haftpflichtansprüche zu verstehen.

Als *kontraindiziert* für das Tauchen lassen sich aber folgende Medikamentengruppe herausstellen: *Barbiturate, Alkohol,* alle *Suchtmittel, Anästhetika, Sympathikomimetika, Antiarrhythmika und Amphetamine.* Bei diesen Mitteln ist nicht nur in Tierversuchen, sondern auch in der Praxis eine nachweislich potenzierte Wirkung oder Änderung der Wirkungsweise unter erhöhtem Druck zu erwarten.

Klinische Erfahrungen über pharmakologische Wirkungen bis etwa 300 m Wassertiefe liegen für folgende Medikamente vor: *Acetylsalicylsäure* (Aspirin), *Paracetamol, Pentazocin* (Fortral), *Antacida, Ibuprofen* (Imbun), *Actifed* (Schnupfenmittel), *Dyphenhydramin* (Benadryl), *Codein, Diazepam* (Valium 5 mg), *Ephedrin* Nasentropfen, *Otriven* Nasentropfen, weiter für *Dermatika* und *Antiseptika* (McIver 1980 in: Walsh 1980 a, S. 27-35).

Diese Mittel wurden im Laufe von 10 Jahren bei 163 Tauchern vom North Sea Medical Center, England, gegeben. Alle Medikamente wurden aber nie über längere Zeit eingenommen. Der Autor empfahl auch, 18 h vor dem Tauchen, außer Ohren- und Nasentropfen, keine Medikamente mehr einzunehmen.

Praktische Erfahrungen liegen auch für *Scopolaminpflaster* (Scopoderm TTS) gegen Seekrankheit vor (Dueker 1987). Wegen individuell unterschiedlicher Reaktionsweise sollte dieses Mittel aber längere Zeit vor dem Tauchen probiert werden.

Aus der angeführten Liste der Arbeitsgruppe seien noch folgende Medikamentengruppen aufgeführt, die für eine Verwendung unter erhöhtem Druck ungeeignet sind. Oft sind sie es aber nur wegen ihrer schon allgemein bekannten Nebenwirkungen. Es sind dies:
- *Antiallergika,*
- *Digitalis, Chinidin, Procainamid;*
- *Antihypertonika* wie *Reserpin, Methyldopa, Hydralazin, Thiazide* und *Betarezeptorenblocker;*

- *Anxiolytika* wie *Meprobomat, Hydroxycin* (Atarax, Masmoran);
- *Antidepressiva* wie *Amitriptylin* (Laroxyl, Saroten), *Monoaminooxydasehemmer*;
- *Gichtmittel* wie *Allopurinol, Probenecid* – dies deshalb, weil sie unter Umständen komplexe Symptome, die unter erhöhtem Druck auftreten, verschleiern können;
- *Antiasthmatika* wie *Theophyllin, Isoprenalin* (Aludrin, Bellasthman) ihre Wirkung unter erhöhtem Druck ist nicht voraussehbar und kann verstärkt werden.

Der seit diesen Veröffentlichungen verstrichene Zeitraum von 16 Jahren hat unterdessen wenig mehr wissenschaftlich belegte Klarheit zu diesem Problem gebracht. Die Beobachtungen aber, die sich seither in der einschlägigen Literatur widerspiegeln, haben die anfänglichen Befürchtungen nicht bestätigt.

Der Taucherarzt wird, auch aus dem Kreis der zunehmenden tauchenden Touristen, mehr und mehr mit Fragen der Verträglichkeit von Medikamenten beim Tauchen konfrontiert werden. Es wird sich einerseits um Mittel gegen „Touristenkrankheiten", besonders die Malaria und Durchfallerkrankungen, andererseits um Medikamente handeln, die wegen Befindlichkeitsstörungen, meist in der Selbstmedikation, genommen werden.

Wir schließen uns hierzu der Forderung von Mebane u. McIver (1993) an, keine Medikamente vor dem Tauchen zu nehmen, die Auswirkungen auf das zentrale Nervensystem haben können. Hierunter fallen das Malariamittel Mefloquin (Lariam) und das Durchfallmittel Loperamid (Imodium), das nicht später als 6 h vor einem Tauchgang genommen werden soll. Zur Behandlung von Durchfällen sind Wismutpräparate unproblematischer (Harrison 1992). Schlafmittel müssen hinsichtlich ihrer Halbwertzeiten berücksichtigt werden.

Die anfänglichen Befürchtungen einer Wirkungsänderung von Medikamenten unter erhöhtem Druck haben sich für die möglichen Tauchtiefen von etwa 50 m bei Sporttauchern nicht bestätigt. Mit anderen Worten sind in den letzten Jahrzehnten kaum Fälle bekannt geworden, bei denen es durch Einnahme von Medikamenten zu Tauchunfällen oder zur Dekompressionskrankheiten gekommen ist.

Aus verständlichen Gründen fehlen experimentelle Untersuchungen am Menschen. Gewisse Schlüsse lassen sich aber aus medikamentösen Behandlungen unter Überdruck in der HBO-Therapie und aus Tierversuchen zur Verhinderung des Tiefenrausches auf ihre Verträglichkeit ziehen. So hat sich das Anästhetikum Lidocain als sehr effektiv bei der Behandlung von Gasembolien erwiesen, sowohl zur Verhütung als auch zur Vermeidung von Krampfzuständen. Seine Wirkung auf die Zellmembran wirkt sich günstig auf eine O_2-Toxizität bei der HBO-Behandlung aus (Moon u. Gorman 1993). Ähnlich wirksam ist auch Diazepam.

Mit dem Piperidinderivat Frenquel, einem Tranquilizer, und dem Antidepressivium Lithium ließen sich tierexperimentell Tiefenrauscherscheinungen verhindern. Für den Menschen gibt es jedoch noch keine pharmakologische Möglichkeit, den Tiefenrausch zu vermeiden (Bennett 1993). Diese zentral wirkenden Mittel sind Druckkammerbehandlungen vorbehalten, für das Tauchen sind sie kontraindiziert.

Bis weitere gesicherte Erfahrungen über die Auswirkungen von Medikamenten unter erhöhtem Druck vorliegen, sollte für die Medikation bei Tauchern gelten, daß in erster Linie die Verträglichkeit und die Wirkung berücksichtigt werden. Weitere spezielle Pharmaka sind bei den entsprechenden Krankheitsgruppen besprochen.

3 Untersuchungsgang

Der Vorgang der Untersuchung soll sich an einer gründlichen internistischen Untersuchung orientieren. Sie beginnt mit der *Inspektion* des Patienten, der Erfassung seines *Allgemeinzustands*, mit der Beurteilung des *Konstitutionstyps*, der *Muskulatur*, des *Fettgewebes*, eventueller *Hautveränderungen* und *Symptomen* wie Zyanose, Ödemen etc. Der zu Untersuchende sollte zumindest bis auf die Unterhose entkleidet sein. Größe und Gewicht sind festzuhalten.

Es folgt die Untersuchung des Kopfes, des Halses mit Beurteilung der Schilddrüse, Aa. carotis und dem Ausschluß von Lymphdrüsenvergrößerungen.

Daran schließen sich die Untersuchungen des Brustkorbs und seiner Organe, des Abdomens, der Wirbelsäule und der Extremitäten an.

Die *Belastung am Fahrradergometer* sollte möglichst erst nach der körperlichen Untersuchung erfolgen, weil sich dann der zumutbare Grad der Belastung besser abschätzen läßt. Für die *Spirometrie* und die *Laboruntersuchungen* richtet sich die Reihenfolge nach den jeweiligen Gegebenheiten. Im Anschluß an alle Untersuchungen sollte ein kurzes Abschlußgespräch stattfinden, um dem Kandidaten das Ergebnis der ärztlichen Beurteilung zu erläutern.

3.1 Allgemeinzustand

3.1.1 Konstitution und Kondition

Alle *Konstitutionstypen* sind mit dem Tauchen vereinbar: Pykniker sind gegen Auskühlung besser geschützt als Astheniker mit geringem Fettpolster (vgl. Abschn. 3.1.2). Unter dem Begriff Tauchen werden üblicherweise das Tauchen mit Preßluft und das Schnorcheltauchen verstanden. Hierbei handelt es sich um keinen *Leistungssport*. Erst bei den verschiedenen Wettkampfarten und Unterwasserspielen wird eine am Leistungssport orientierte *Kondition* erforderlich.

Sowohl beim Gerätetauchen als auch beim Schnorcheln können aber immer wieder – und das sind keine Ausnahmen – Situationen auftreten, z. B. durch unvorhergesehene starke Strömungen und Wellengang, die eine gute Kondition erfordern. Deshalb sollte die allgemeine Kondition über der eines guten Schwimmers liegen. Wenn ein Taucher nach Beendigung des Tauchgangs mit leerem Gerät größere Strecken zurücklegen muß, weil er abgetrieben wurde oder das Boot weit entfernt ist, bedarf das eines nicht unerheblichen Kraftaufwands. Dieser erfordert, daß ein vermehrtes *Sauerstoffaufnahmevermögen* möglich ist. Die Grundlage hierfür bilden ein funktionstüchtiges Atmungs- und Herz-Kreislauf-System. Durch ein entsprechendes *Training* können aber auch Personen mit bestimmten körperlichen Mängeln oft eine bessere Leistungsfähigkeit erreichen als normale gesunde, aber untrainierte Menschen.

Als Maßstab für die Beurteilung der zum Tauchen erforderlichen Leistungsfähigkeit sind die in den Richtlinien der GTÜM angegebenen *Funktions- und Leistungsprüfungen* im allgemeinen geeignet. Auch das Alter stellt a priori keine Grenze für eine hohe Leistungsfähigkeit dar. Ein gesunder Organismus ist bis zum 80. Lebensjahr trainierbar. Hierfür gibt es heute genügend Beispiele.

3.1.2 Ernährungszustand

Ein *Übergewicht* von mehr als 30 % nach Broca (Körpergröße in cm minus 100 = Sollgewicht) gilt nach den berufsgenossenschaftlichen Richtlinien für Berufstaucher als Ausschlußkriterium. Bei Adipositas besteht eine größere Neigung zum Auftreten einer Dekompressionskrankheit (s. Abschn. 3.8.2). In die Richtlinien der GTÜM wurde kein Passus hinsichtlich Übergewicht aufgenommen. Als Kriterium für die Tauglichkeit soll die Leistungsfähigkeit angenommen werden. Ist sie bei der Ergometrie gegeben, bestehen keine Bedenken. Dasselbe gilt für eine *Untergewichtigkeit*. Magere Taucher haben nur den Nachteil einer schnelleren Auskühlung im Wasser, ihre Leistungsfähigkeit kann jedoch besser sein als diejenige von Übergewichtigen.

3.1.3 Haut

Für viele Hautkrankheiten hat der Aufenthalt im Wasser, besonders am Meer und an der Sonne, eher günstige als nachteilige Wirkungen. Das gilt z. B. für *Psoriasis vulgaris, Neurodermitis, Acne vulgaris* und das *seborrhoische Ekzem* (Gartmann 1958).

Hautpilzerkrankungen, besonders an den Zehen, werden dagegen gerade in Schwimmbädern aquiriert. Am Meer kann der Boden für eine Infektion durch mechanische Reizung der Haut beim Barfußgehen im Sand begünstigt werden. Die Erreger sind in der Regel *Trichophyton*- weniger oft *Candidaarten*. Eine Übertragung kann auch durch Tragen fremder Neoprenfüßlinge erfolgen. Die Reinfektion wird durch sie begünstigt. Für eine Ausheilung sind Ausdauer von seiten des Arztes wie des Patienten notwendig. Die Tauchtauglichkeit wird durch Hautpilzerkrankungen nur bei akuten Schüben passager beeinträchtigt.

Für das Tauchen selbst sind die Auswirkungen der *Naß- bzw. Trockentauchanzüge* auf die Hautkrankheiten in Betracht zu ziehen. Besonders für Naßtauchanzüge muß der direkte Kontakt mit dem *Neopren* berücksichtigt werden, das u. U. auch einen frottierenden Effekt haben kann. Bei bakteriellen und Pilzerkrankungen der Haut kann es weiter zum Phänomen der in der Bakteriologie bekannten „feuchten Kammer" kommen, die ein Wachstum der Erreger begünstigt. In sehr seltenen Fällen gibt es auch allergische Reaktionen auf die Farbstoffe der Neoprentauchanzüge.

In den berufsgenossenschaftlichen Grundsätzen (G 31) heißt es, daß dauernde gesundheitliche Bedenken bestehen, wenn Hautkrankheiten oder ausgedehnte Narben durch den Einsatz – sprich Tauchen – verschlimmert werden oder die Einsatzmöglichkeit erheblich beeinträchtigen.

3.1.4 Infektionskrankheiten

Hinweise für eine akute oder chronische Infektionskrankheit ergeben sich aus der Anamnese und evtl. aus der BKS, die Bestandteil des Untersuchungsbogen der GTÜM 93 ist. Eine Abklärung des Krankheitsbildes, die zwar nicht Aufgabe einer Tauglichkeitsuntersuchung ist, kann für die Beurteilung einer vorübergehenden oder dauernden Untauglichkeit erforderlich sein.

3.1.5 Aids

Eine Inspektion der Haut und der Regionen mit Lymphknotenansammlungen ist heute um so notwendiger, als sich die ersten Manifestationen des erworbenen Immunmangelsyndroms oft an der Haut und durch eine generalisierte Lymphadenopathie zeigen.

Der Erkennung einer HIV („human immunodeficiency virus")-Infektion kommt im manifesten Stadium die körperliche Untersuchung der 3 Funktionskreise Lymphknoten/Neurologie/Haut ein höherer Stellenwert zu als den meisten Laboruntersuchungen (Jäger 1990). Das Krankheitsbild Aids („acquired immune deficiency syndrome") tritt bei HIV-Infizierten in 50 % der Fälle innerhalb von 8–11 Jahren auf.

In dieser Zeit kann der Infizierte voll leistungsfähig und tauchtauglich sein. Eine Ansteckungsgefahr für andere bei allen üblichen Tauchoperationen einschließlich Wechselatmung besteht nicht. Das heißt, das Infektionsrisiko ist beim Tauchen nicht höher als bei anderen Beschäftigungen (Mebane u. McIver 1993). Wegen der unklaren Rechtslage haben einige Tauchsportverbände die Wechselatmung als Pflichtübung aus ihrer Prüfungsordnung herausgenommen, obwohl das Infektionsrisiko dabei nicht nachweisbar erhöht ist. Dieser Tendenz sollte von ärztlicher Seite entgegengesteuert werden, da die Wechselatmung im Notfall nur funktioniert, wenn sie vorher ausreichend geübt wurde.

Ein positiver HIV-Test beinhaltet kein Tauchverbot, weder für Berufs- noch für Sporttaucher. In Großbritannien sind ermächtigte Taucherärzte dazu verpflichtet, Taucher bei arbeitsmedizinischen Routineuntersuchungen auf die Möglichkeit einer vertraulichen, freiwilligen Durchführung eines HIV-Tests aufmerksam zu machen (Mebane u. McIver 1993).

Im Stadium manifester HIV-Infektion und HIV-assoziierter Erkrankung verbietet sich wegen der allgemeinen Abwehrschwäche das Tauchen als eine zusätzliche nachteilige Belastung des Organismus.

Der untersuchende Arzt sieht sich heute oft mit Fragen über *Ansteckungsmöglichkeiten* beim Tauchen konfrontiert. So wird besonders die Befürchtung geäußert, daß durch Wechselatmung mit Austausch des Lungenautomaten, der Teil eines jeden Übungs- und Trainingsprogramms ist, Aids über den Speichel übertragen werden könnte. Auch wenn HIV-Viren im Speichel in geringer Konzentration nachgewiesen wurden, so ist dennoch die Möglichkeit einer Infektion mit Aids auf diesem Wege sehr unwahrscheinlich.

Der wesentliche *Übertragungsweg* für HIV sind sexuelle Kontakte. Außerdem ist eine parenterale Infektion möglich durch Blut, Blutprodukte und kontaminierte Nadeln sowie Infektion durch Übertragung von der Mutter auf das neugeborene Kind. Gegen eine Übertragung durch Speichel beim Mundstückwechsel sprechen die Erfahrungen aus der zahnärztlichen Praxis. Das *Hepatitis-B-Virus* wird in sehr viel höheren Konzentrationen im Speichel vorgefunden als das *HIV-Virus*. Dennoch sind keine Infektionen mit Hepatitis-B auf diesem Wege bekannt geworden. Überdies würde die Anzahl der Viren im Speichel unter Wasser beim Mundstückwechsel sehr rasch hochgradig verdünnt.

Bei der Notwendigkeit einer *Atemspende* sollte wenn möglich ein direkter Kontakt vermieden und ein Tubus benutzt werden, obwohl das Risiko einer Infektion, besonders bei Mund-zu-Nase-Beatmung nach derzeitigem Wissensstand extrem gering ist (Ahnefeld 1988).

3.2 Kopf

3.2.1 Augen

Die Augen sind unter Wasser das wichtigste Orientierungsmittel des Tauchers. Für den *Nahbereich* unter Wasser muß das Sehvermögen das Ablesen der wichtigsten Instrumente (Tiefenmesser, Uhr und Druckmesser) gewährleisten. Über Wasser muß eine Orientierung über große Entfernungen möglich sein.

Zur Sicherheit des Tauchers und seiner Begleitpersonen ist deshalb eine Funktionsprüfung der Augen mit einer einfachen Sehprobentafel notwendig. Es wird die beidäugige Sehschärfe (ohne Brille oder Kontaktlinsen) ermittelt. Beträgt die beidäugige Sehschärfe weniger als 0,7, ist eine augenärztliche Untersuchung erforderlich.

Fehlsichtigkeiten können durch entsprechende Gläser in der Maske ausgeglichen werden. Eine Korrektur ist zwingend erforderlich, wenn die Sehschärfe ohne Korrektur unter 0,5 liegt. Bleibt die Sehschärfe auch mit Korrektur unter 0,5, so kann keine Tauchtauglichkeit bestätigt werden (BG G 31). Im allgemeinen empfiehlt sich die Korrektion in oder an der Sichtscheibe der Maske.

Harte *Kontaktlinsen* gehen beim Tauchen leicht unauffindbar verloren. Weiterhin treten in der Dekompressionsphase Gasbläschen unter den harten Kontaktlinsen auf, die durch Vernebelung zu einer deutlichen Herabsetzung der Sehschärfe führen. Bei weichen Kontaktlinsen tritt dieses Phänomen nicht auf.

Bei *Einäugigkeit* oder stark herabgesetzter Sehschärfe auf einem Auge ist das durch die Tauchmaske beschränkte Gesichtsfeld durch die Lichtbrechung unter Wasser noch weiter eingeschränkt. Es beträgt horizontal bis 50° und vertikal bis etwa 25°. Um den Blickkontakt unter Wasser aufrechtzuerhalten, muß der einäugige Taucher an der Seite seines sehenden Auges neben dem Begleiter bleiben (Kalthoff 1985).

Kunstaugen aus Glas sind innen hohl. Sie können unter erhöhtem Druck implodieren und schwere Verletzungen verursachen. Es wird deshalb eine Schalenprothese aus Glas mit Druckausgleichsöffnungen empfohlen (Kalthoff et al. 1986 a, b). An ihrer Stelle können Kunststoffprothesen verwendet werden, die aber z. Z. noch sehr teuer sind.

Netzhautablösungen durch die Druckänderung beim Tauchen sind auch bei hierfür disponierten kurzsichtigen Patienten nicht wahrscheinlich (Ehm 1979 b). Dies gilt auch für periphere *Netzhautdegenerationen* (Kalthoff 1976 a, 1985). Eher bestehen solche Gefahren bei Erschütterungen, wie sie u. a. auf schnellen Motorbooten in unruhigen Gewässern oder beim Wasserskilaufen auftreten können (Draeger u. Dupuis 1975).

Bedenken gegen das Tauchen bei *Keratoplastik* bestehen nicht, wenn das Transplantat nach 2 Jahren gut eingestellt ist (Kalthoff 1988, persönliche Mitteilung).

Der *graue Star*, die Katarakt, hat für das Tauchen keine Bedeutung, solange die Sehschärfe ausreichend ist. Nach einer *Kataraktoperation* mit oder ohne Kunstlinse bestehen bei komplikationslosem Heilungsverlauf keine Bedenken gegen die Tauchtauglichkeit. Für eine ausreichende Nah- und Fernkorrektur unter der Maske muß gesorgt werden.

Der *grüne Star* ohne Sehnervenschädigung bedingt keine Tauchuntauglichkeit (Kalthoff et al. 1975; Kalthoff 1976 a). Beim *Weitwinkelglaukom*, dem Glaucoma chronicum simplex, gibt es nach bisherigen Erkenntnissen keine Bedenken, da beim Tauchen und beim Schnorcheln nur geringe, schnell wieder abklingende Augendruckschwankungen auftreten (Kalthoff 1976 a). Besteht bereits eine *Sehnervenschädigung* muß allerdings wegen einer durch den Tauchreflex und durch die Kälte verursachten Vasokonstriktion auch vom Schnorcheln abgeraten werden (Kalthoff et al. 1975).

Glaukompatienten nach filtrierenden Operationen müssen, falls sie sonst tauchtauglich sind, besonders auf den Druckausgleich in der Tauchmaske achten, damit das Filterkissen nicht durch Barotraumen geschädigt wird.

In der Behandlung des Glaukoms werden heute, besonders bei jungen Patienten, Augentropfen verwendet, die gleichzeitig systemische Wirkung haben. Es sind dies Pharmaka der *Betarezptorenblocker*, *Sympathikolytika* (Clonidin; z. B. Isoglaucon) und Sympathikomimetika

(Epinephrin). Ihre kreislauf- und bronchospastische Wirkung muß in der Gesamtbeurteilung der Tauglichkeit mitberücksichtigt werden.

Beim *Glaukom mit engem Kammerwinkel* besteht in der Aufstiegsphase die Gefahr eines *akuten Glaukomanfalls* (Kalthoff 1976 b). Auch beim Schnorcheln kann der Augendruck gefährlich ansteigen (Hyams et al. 1968; Kalthoff 1971). Engwinkelglaukome werden meist erst nach einem Glaukomanfall diagnostiziert. Enge Kammerwinkel finden sich bei 1,5 % aller Augenpatienten. Die Häufigkeit steigt auf 3 % bei Menschen über 40 Jahren und gleichzeitiger Hyperopie von mehr als 1 dpt (van Herrick et al. 1969). Bei engem Kammerwinkel ist eine Tauchtauglichkeit umstritten.

Zusammenfassend ergibt sich die *Notwendigkeit augenärztlicher Untersuchung*, wenn
1. die beidäugige Sehleistung (ohne Korrektion) weniger als 0,7 beträgt,
2. der Untersuchte über 50 Jahre alt ist,
3. der Untersuchte über 40 Jahre alt und weitsichtig ist,
4. ein Glaukom bekannt ist oder vermutet wird,
5. ein Zustand nach Kataraktextraktion besteht.

Es ist sinnvoll, die Korrektion einer Fehlsichtigkeit im Tauchausweis des Untersuchten zu vermerken (Kalthoff 1985; Kalthoff u. John 1986).

Augenhintergrundsveränderungen mit typischen multifokalen, auf den hinteren Pol beschränkten Pigmentepithelveränderungen sind bei Tauchern von Polkinghorne et al. (1988) beschrieben worden. Sie waren nach einjähriger Tauchpraxis bei 5 von 85 Untersuchten zu beobachten, nach 4jährigem Tauchen in knapp der Hälfte der Fälle. Bei Tauchern, die länger als 4 Jahre getaucht haben, bestanden sie in 91 % der Fälle. Die Tauchtiefe spielte keine Rolle. Als Ursache dieser Zirkulationsstörungen mit Obstruktion und Mikroaneurysmen im Bereich der Endarteriolen wurden intravasale Gasblasen in der Dekompressionsphase sowie Mikrothromben angesehen. Eine Beeinträchtigung des Sehvermögens war bei keinem der Untersuchten nachzuweisen (s. S. 108).

3.2.2 Nase und Nasennebenhöhlen
(J. Strutz)

Das Gebiet der HNO spielt für die Tauchtauglichkeit eine ganz wesentliche Rolle. Nach Delonca (1971) entfallen fast 80 % aller Krankheits- und Unfallgeschehen beim Tauchen auf diese medizinische Fachrichtung. In den weitgehend starrwandigen, luftgefüllten Räumen der Nasennebenhöhlen (NNH - Kieferhöhle, Stirnhöhle, Siebbein und Keilbeinhöhle) kann der erforderliche *Druckausgleich* beim Tauchen nur zustandekommen, wenn die Ausführungsgänge frei sind. Die Ausführungsgänge der Kiefernhöhle, der Stirnhöhle und des vorderen Siebbeins münden gemeinsam im Infundibulum des mittleren Nasenganges. Pathologische Prozesse wie Polypen oder Schleimhautanschwellungen im mittleren Nasengang haben in der Kompressionsphase *Barotraumen* (Traumata durch Druckwechsel) der NNH zur Folge. Den gleichen Gesetzmäßigkeiten unterliegt das halbstarre Mittelohr, das nur im Bereich des Trommelfells flexibel ist. Ist z. B. durch eine Rhinitis die Belüftung des Mittelohrs insuffizient, sind Barotraumen des Mittel- oder Innenohrs die Folge.

Die Untersuchung beginnt mit der Inspektion der Nase. Generell können alle anatomischen Anomalien, die die Ventilation der NNH und des Mittelohrs beeinträchtigen, die Tauchtauglichkeit in Frage stellen. So ist auf massive *Septumdeviationen, chronische Rhinitiden* und *Polyposis nasi* zu achten. Entscheidend ist aber nicht das Ausmaß einer Veränderung, sondern alleine die Funktion der Belüftung. Die Belüftung der NNH läßt sich klinisch schwer prüfen; hier kann ggf. die gezielte Nasenhöhlenanamnese weiterführen. Angaben wie chronisch behinderte Nasenatmung, rezidivierender serös-eitriger Schnupfen mit Kopfschmerzen lassen eine *chronische Sinusitis* vermuten. Nach Ausschluß einer Sinusitis bleibt in Zweifelsfällen nur ein Testversuch in der Druckkammer.

Am häufigsten sind die Erkrankungen der Nasenschleimhaut *(Rhinitiden)*, seien sie viral, allergisch, vasomotorisch oder medikamentös (z. B. *Aspirinintoleranz, Reserpin* oder bestimmten Psychopharmaka) bedingt. Dadurch besteht einerseits eine behinderte Nasenatmung, andererseits kann der Druckausgleich der NNH gestört sein. Dasselbe gilt entsprechend für Sinusitiden. Liegt eine *akute* oder *chronische Sinusitis* vor, verbietet sich das Tauchen bis zur Ausheilung. Bei Verdacht auf eine Sinusitis ist eine Röntgenaufnahme der NNH erforderlich.

Allergische Rhinitiden, seien sie saisonal oder perennial, legen den Verdacht auch auf Allergien des unteren Respirationstraktes nahe. Schleimhautabschwellende Nasentropfen oder Sprays sollten nur in Ausnahmefällen zur Anwendung kommen. Sie sind nur von kurzer Wirkdauer, führen zu einem Reboundeffekt und bewirken bei längerer Anwendung eine *atrophische Rhinitis*. Antihistaminika wirken mehr oder weniger sedierend; sie sind deshalb abzulehnen.

Ein Barotrauma der Nebenhöhlen kann in der Kommpressionsphase (nicht ausreichende Belüftung) oder der Dekompressionsphase entstehen (z. B. durch ventilartigen Verschluß der Ausführungsgänge durch

Polypen) Schmerzen über dem Sinus und Nasenbluten (Epistaxis) stellen die dominierenden Symptome dar. Die Kieferhöhle ist aufgrund ihrer Größe (ca. 15 ml) am häufigsten betroffen. Die Therapie besteht in der Gabe von abschwellenden Nasentropfen und einem Antiphlogistikum. Bis zum Ausheilen der Barosinusitis besteht Tauchuntauglichkeit.

Beim Vorliegen einer chronischen Sinusitis ist ggf. ein operativer Eingriff zur Sanierung und eventuellen Besserung der Nebenhöhlenbelüftung indiziert. Das Infundibulum der lateralen Nasenwand stellt den locus minoris resistentiae dar. Durch einen endoskopischen Eingriff mit breiter Eröffnung des Infundibulums *(Infundibulotomie)* kann es zu einer Ausheilung und ungestörten Belüftung der nachgeschalteten Nebenhöhlen kommen.

3.2.3 Ohren
(J. Strutz)

Gehörgang

Eine Otoskopie ist für die Tauchuntersuchung unabdingbar. Es gilt zunächst einen *Zeruminalpfropf* auszuschließen. Bei Vorliegen von Cerumen obturans ist ein Druckausgleich im luftgefüllten Gehörgang zwischen Zerumen und Trommelfell nicht möglich. In der Kompressionsphase kommt es deshalb zu einem relativen Unterdruck im Gehörgang und zu einer Vorwölbung des Trommelfells nach außen mit möglicher *Ruptur* („reversed ear"). Der gleiche Pathomechanismus liegt beim Gebrauch von *Ohrenstöpseln* vor, da hier ebenfalls ein abgeschlossener Raum im Gehörgang entsteht ohne Möglichkeit eines Druckausgleichs. Ein einseitig verschlossener Gehörgang (z. B. durch Zerumen) birgt die Gefahr der Vestibularisstörung: so gelangt kaltes Wasser lediglich in einen Gehörgang und bewirkt eine einseitige kalorische Reizung mit Drehschwindel und Übelkeit.

Exostosen im Gehörgang – bei Schwimmern und Tauchern sehr häufig – verbieten das Tauchen, wenn sie zu einer Obstruktion des Gehörgangs führen. Durch einen operativen Eingriff lassen sich derartige Exostosen abtragen.

Eine sehr häufige und schmerzhafte Begleiterscheinung beim Tauchen sind *Gehörgangsentzündungen (Otitis externa)*. Beim Vorliegen eines chronischen *Gehörgangekzems* oder einer *Seborrhoe* ist die Anfälligkeit für eine Infektion besonders groß. Taucher in tropischen Gewässern mit feucht-heißem Klima leiden besonders häufig unter einer Otitis externa. Hierbei liegen einerseits Verhältnisse wie in einer feuchten Kammer vor, andererseits führen längere Aufenthalte im Wasser zu einer Mazeration der Gehörgangshaut. Die wasserlöslichen Fettsäuren des Zerumens werden aufgelöst, der Säureschutzmantel der Gehörgangshaut geht verloren. Die Otitis externa wird meist durch gramnegative Keime hervorgerufen; in absteigender Häufigkeit finden sich Pseudomonas, Proteus und E. coli.

Für die *Therapie* der Otitis externa empfiehlt sich die lokale Anwendung von 70 % Alkohol unter Zusatz von Dequaliniumchlorid. Alternativ kommen Ohrentropfen wie Dexa-Polyspectran in Frage. Die *Prophylaxe* einer Otitis externa ist für den Taucher außerordentlich wichtig. Das physiologisch saure Gehörgangsmilieu muß erhalten werden. Jegliche mechanische Irritationen wie Ohrenspülen oder der Gebrauch von Wattestäbchen begünstigen das Auftreten von Gehörgangsentzündungen. Als prophylaktisch gegen Gehörgangsentzündungen hat sich das Einträufeln folgender Tropfen vor dem Tauchgang bewährt:
- Eisessig 5,0, Aqua dest. 10,0, Isoprophylalkohol (95 %) 85,0;
- Acid. acet. glac. (DAB 9) 2,0, Sol. Alum. acet. 2 % ad 20,0 (Sol. „Domeboro").

Mittelohr

Im Vordergrund steht die genaue *Insepktion* des Trommelfells. Ein Ohrmikroskop ermöglicht die genaue Untersuchung. Eine *traumatische Trommelfellperforation* bedingt eine temporäre Tauchuntauglichkeit; bei komplikationslosem Verlauf sollte für 6–8 Wochen mit dem Tauchen ausgesetzt werden. Eine *chronische Otitis media* und insbesondere ein *Cholesteatom* stellen eine Kontraindikation dar. Auch bei Zustand nach *Radikaloperation* besteht Tauchuntauglichkeit. Eine operativ verschlossene Perforation *(Tympanoplastik)* oder *Trommelfellnarben* bilden dann keine Kontraindikation, wenn sie beim Valsalva-Versuch belastbar sind, d. h. sich nicht blasenförmig vorwölben.

Bei Zustand nach *Stapedektomie* oder *Stapesplastik* bei *Otosklerose* besteht wegen der Gefahr einer Fistelbildung im ovalen Fenster eine Tauchuntauglichkeit. Die gleiche Gefahr droht bei einem Zustand nach Tympanoplastik Typ III B mit einem TORP („total ossicular replacement prothesis"). Bei dieser Operation wird – entsprechend dem *Columellagehörknöchelchen* der Reptilien – eine direkte Verbindung vom Trommelfell auf die Steigbügelfußplatte hergestellt.

Ist ein Trommelfell nur unsicher mit dem Otoskop zu beurteilen, wie häufig bei einer *chronischen Otitis media* oder bei zu engen Gehörgängen (z. B. durch ausgeprägte *Exostosen*), muß ein HNO-Arzt konsultiert werden. Das Charakteristische der chronischen Otitis media ist die bleibende, therapieresistente Trommelfellperforation. Ein wichtiger Hinweis auf eine chronische Otitis media ergibt sich aus der Anamnese: rezidivierende Otorrhoe sowie *Schwerhörigkeit* lassen diese Verdachtsdiagnose stellen; die genaue Beurteilung gehört in die Hand des Facharztes, der mit einem Mikroskop die Otoskopie durchführt.

Eine der wichtigsten Voraussetzungen zum Tauchen ist die Fähigkeit des *Druckausgleichs im Mittelohr*.

Bei geschlossenen Gasen ist nach dem *Gesetz von Boyle-Mariotte* das Produkt aus Druck und Volumen konstant. Das bedeutet, daß bei Zunahme des Drucks sich das Volumen umgekehrt proportional verhält.

Im Wasser nimmt der Druck pro 10 m Wassersäule um 1 bar* zu. Die relativ größte Drucksteigerung erfolgt in den ersten 10 m Wassertiefe, da sich hier der Druck verdoppelt und das Volumen der abgeschlossenen Gasmenge halbiert. Bei einer Drucksteigerung auf 5 bar (40 m Wassertiefe) verringert sich die Gasmenge nur auf 1/5 des Ausgangsvolumens.[1]

Im Mittelohr beträgt das Luftvolumen etwa 5 ml. In 10 m Wassertiefe ist dieses Volumen auf 2,5 ml komprimiert, und es müssen zum Ausgleich des Druckes 2,5 ml Luft aktiv über die Tube ergänzt werden. Ist dies nicht möglich, kommt es zum Unterdruck und dadurch zum *Barotrauma des Mittelohrs*, evtl. sogar des *Innenohrs* (Strutz 1988).

Barotraumen des Ohres und der NNH entstehen fast ausschließlich in der *Kompressionsphase*, d. h. beim Tauchabstieg. Da sich die Tuben passiv schon bei einem Überdruck von 25 mbar in der Paukenhöhle öffnen, sind Barotraumen in der Dekompressionsphase, also beim Aufstieg, sehr viel seltener.

Physiologischerweise vollzieht sich die *Tubenbelüftung* unbewußt etwa 1 mal in der Minute im Wachzustand und etwa alle 5 min im Schlaf. Für das Tauchen ist es erforderlich, diesen Belüftungsvorgang durch aktives Öffnen der Tube unbewußt zu erlernen.

Anfänger haben hier oft Schwierigkeiten. Ist bei einer Erstuntersuchung ein aktiver Druckausgleich – meist mit dem *Valsalva-Manöver* – bei normalem HNO-Befund nicht möglich, sollte man den Kandidaten wieder einbestellen.

Man erklärt ihm, wie das normalerweise unwillkürliche Spiel der *Tubenöffnung* willkürlich zu erlernen ist, und empfiehlt ihm, dieses Manöver regelrecht zu trainieren (s. Ehm 1987 a, S. 147-150).

---

[1] 1 bar = 1,0197 at = 750,06 mm Hg = 10^5 Pa

Die *Prüfung der Tubendurchgängigkeit* ist auf einfache Weise durchführbar. Ein Gummischlauch mit 2 Ohroliven verbindet – wie bei der Kontrolle des Politzer-Verfahrens – das zu untersuchende Ohr mit dem des Untersuchers. Tritt beim Valsalva-Manöver Luft durch die Tube in das Mittelohr ein, dann hört man deutlich ein knackendes Geräusch. Ebenso ist eine optische Kontrolle der Tubendurchgängigkeit möglich, indem sich im Otoskop oder Ohrmikroskop während des Valsalva-Versuchs eine leichte Vorwölbung des Trommelfells feststellen läßt. Eindrucksvoller ist oft das *Toynbee-Manöver*. Hierbei verschließt der Kandidat seine Nase mit Daumen und Zeigefinger und führt einen Schluckakt durch. Dabei sieht man durch das Otoskop ein ruckartiges Einziehen des Trommelfells. Eine weiter zuverlässige und relativ einfache Methode stellt die *Tympanometrie* dar, die bei gleichzeitigem Valsalva- sowie Toynbee-Manöver die Tubenfunktion objektivieren kann.

Das Ausmaß eines Mittelohrbarotraumas wird nach Edmonds et al. (1992) in 6 Schweregrade eingeteilt.

Grad 0: subjektive Symptome bei unauffälligem otoskopischen Befund,
Grad 1: Retraktion und Rötung des Trommelfells,
Grad 2: Rötung und kleine Einblutungen ins Trommelfell,
Grad 3: Rötung und großflächige Einblutungen,
Grad 4: Vorwölbung des Trommelfells und blutiger Mittelohrerguß,
Grad 5: Trommelfellperforation, Blut im Gehörgang.

Die Therapie besteht in der Gabe von Antiphlogistika und abschwellenden Nasentropfen. Ist eine Trommelfellperforation eingetreten, soll eine operative Schienung und Abdeckung vom Otologen durchgeführt werden.

Innenohr

Obwohl das Innenohr flüssigkeitsgefüllt ist, so ist es dennoch beim Tauchen durch *Barotraumen* gefährdet, da es durch das *runde* und *ovale Fenster* semielastisch vom Mittelohr getrennt ist. Häufig ist das Innenohrbarotrauma mit einem Barotrauma des Mittelohrs verbunden.

Gelingt im Beginn der Abstiegsphase der *Druckausgleich* nicht und ist es dabei schon zu einer Druckdifferenz von 120–150 mbar gekommen, so lassen sich die Tuben nicht mehr über ihre Muskeln (Mm. tensor et levator veli palatini) öffnen; die Tube ist blockiert. Wird jetzt mit einem forcierten Valsalva-Manöver versucht, einen Druckausgleich zu erzwingen, kommt es zu einem Ansteigen des zerebrospinalen Drucks, der sich über den Aquaeductus cochleae auf die Perilymphe des Innenohrs fortsetzt. Kann das runde Fenster – bei gleichzeitigem Unterdruck in der Paukenhöhle – diesem Druck nicht standhalten, rupturiert es in Richtung Mittelohr. Perilymphe tritt in das Mittelohr aus. Man spricht hierbei von einem *explosiven Barotrauma* (Simmons 1968; Goodhill 1971). Voraussetzung hierfür ist ein weiter Aquaeductus cochleae und/oder ein vulnerables rundes Fenster.

Ein *implosives Innenohrbarotrauma* ist möglich, wenn ein Ventilverschluß der Tube (z. B. durch Polypen am tympanalen Tubenostium) während der Dekompressionsphase einen Überdruck im Mittelohr zur Folge hat. Rundes oder ovales Fenster können diesem Überdruck nur bis zu einem bestimmten Wert standhalten, dann rupturieren sie in Richtung Innenohr (Simmons 1968; Strutz 1988). Aber auch schon eine Pendelbewegung der Endo- und Perilymphe nach plötzlichem Druckwechsel, der noch nicht zur Ruptur des ovalen Fensters führt, kann Störungen der Innenohrfunktion hervorrufen (Simmons 1968).

Erfahrungsgemäß treten solche Barotraumen fast immer nach *erzwungenem Valsalva-Manöver* auf, wenn ein Druckausgleich nicht zustandekommen will. Die Symptome eines Innenohrbarotraumas sind *Schwerhörigkeit, Tinnitus* und *lagerungsabhängiger Schwindel* mit *Nystagmus*. Die Schwerhörigkeit tritt meist sofort auf oder innerhalb von 24 Stunden (Farmer 1977).

Die Kenntnis dieser Vorgänge ist wichtig für die Tauchtauglichkeit bei Nachuntersuchungen nach erlittenen Barotraumen des Innenohrs. Personen mit erlittener *Fensterruptur* können vermehrt zu Barotraumen des Innenohrs neigen, da man von anatomischen Varianten wie vulnerablem runden Fenster und weitem Aquaeductus cochleae ausgehen muß (Freemann et al. 1974). Diese Anomalien können auch bilateral auftreten mit der Gefahr eines *beidseitigen Innenohrbarotraumas*. Die Therapie besteht aus 48 h Bettruhe, wobei das Kopfteil des Bettes erhöht sein soll. Ein Schneuzverbot muß konsequent eingehalten werden, um eine Verlagerung von Luft in die Innenohrräume zu verhindern. Tritt keine objektive Besserung des Hörvermögens ein, so muß das Mittelohr eröffnet und das defekte Innenohrfenster operativ verschlossen werden. Ein unabhängig vom Tauchgang erlittener *Hörsturz* stellt keine Kontraindikation dar, da die Akustik unter Wasser nur von untergeordneter Wichtigkeit ist. In diesem Fall sollten kurzfristige audiologische Kontrollen durchgeführt werden. Ist eine Hörverschlechterung erkennbar, besteht Tauchuntauglichkeit.

Im Rahmen der *Dekompressionskrankheit* (früher als Caisson-Krankheit bezeichnet) kann es auch im Innenohr zu Schädigungen durch Gasblasen kommen (Bühlmann u. Gehring 1976). Von der Symptomatik her sind solche Störungen nicht vom Innenohrbarotrauma zu unterscheiden. Hier hilft nur die Kenntnis der Umstände beim Auftreten der Beschwerden weiter. Erscheinungen, die in der Kompressionsphase, besonders bei Druckausgleichsschwierigkeiten aufgetreten sind, sprechen für ein Barotrauma. Auch die Dauer und Tiefe des Tauchgangs geben wichtige diagnostische Hinweise. Eine Hörstörung nach kurzem und wenig tiefem Tauchgang spricht eher für ein *Innenohrbarotrauma* als für eine *Dekompressionskrankheit*. Die Symptome sind Hörstörungen, Schwindel mit Nystagmus, Tinnitus und Übelkeit.

Störungen, die erst nach dem Auftauchen oder auch Stunden später auftreten, müssen an eine Dekompressionskrankheit denken lassen. Nur in solchen Fällen ist eine *Druckkammerbehandlung* angezeigt, für ein Innenohrbarotrauma wäre sie kontraindiziert.

Bei allen, besonders aber bei einseitigen Hörstörungen nach einem Tauchgang ist eine ohrenärztliche Untersuchung mit *Audiometrie* und *Elektronystagmographie* erforderlich.

Vestibularisstörungen

Gleichgewichtsstörungen können beim Tauchen eine dramatische, eventuell lebensbedrohliche Situation zur Folge haben. Der Taucher befindet sich unter Wasser in einem dreidimensionalen Raum mit sensorischer Deprivation, bei der das *Vestibularorgan* den wichtigsten Teil der sensorischen Information liefert. Deshalb müssen vestibuläre Störungen zu einer Tauchuntauglichkeit führen. Diese Bedingungen liegen vor bei einem *Morbus Ménière* mit den Symptomen eines anfallsweisen Drehschwindels, einer einseitigen Innenohrschwerhörigkeit und Tinnitus. Auch ein erlittener *Vestibularisausfall* oder ein sog. benigner paroxysmaler *Lagerungsschwindel* schließen eine Tauchtauglichkeit aus. Relativ häufig ist ein sog. „alternobaric vertigo", ein *Druckdifferenzschwindel*. Durch eine seitendifferente passive Tubenöffnung entstehen beim Aufstieg (Dekompressionsphase) unterschiedliche Druckverhältnisse in beiden Paukenhöhlen. Über das runde und ovale Fenster wirken die differenten Drücke auf das Innenohr und erzeugen kurzfristig Schwindelattacken (Lundgren 1965). Durch ein erneutes Tiefertauchen und zusätzliche Valsalva-Manöver verschwinden die Symptome wieder. Etwa 1/3 der Taucher können bei der Untersuchung durch ein Valsalva-Manöver einen Nystagmus provozieren. Eine Frenzel-Brille erleichtert die Diagnose.

Audiologie

Für die normale Tauchuntersuchung genügt eine einfache *Hörprüfung*, durch das Messen des Sprachabstands durch Nachsprechenlassen von Zahlen mit Umgangs- und Flüstersprache.

Werte von 6-8 m gelten in einem ruhigen Raum als normal. In der „Welt des Schweigens" (Cousteau u. Dumas 1952) ist der Mensch wenig auf sein Gehör angewiesen. Inwieweit es durch das Tauchen selbst zu *Hörschädigungen* kommt, wird kontrovers diskutiert. Deshalb ist heute eine tonaudiometrische Untersuchung zu fordern, um beginnende Hörstörungen frühzeitig zu erkennen.

Edmonds (1985) fand allerdings bei 28 professionellen Abalonmuscheltauchern mit einem Durchschnittsalter von 37,5 Jahren Hörverluste für hohe Frequenzen in 60 % der Fälle. Diese ehemaligen Fischer tauchten i. allgm. 15-20 m tief, 4 Stunden am Tag und 100 Tage pro Jahr. Lärmschädigungen, die bei Helmtauchern für Hörschäden verantwortlich gemacht werden, lagen bei ihnen nicht vor.

Wenn nachweislich durch fortgesetztes Tauchen eine Hörverminderung auftritt, muß vom Fortsetzen des Tauchens abgeraten werden.

Der Pathomechanismus der Innenohrschwerhörigkeit bei Sporttauchern ist noch unklar. Möglicherweise spielen multiple subklinische Phasen einer Dekompressionskrankheit eine entscheidende Rolle.

3.2.4 Pharynx und Larynx
(J. Strutz)

Für das Tauchen unabdingbar sind freie und gesunde Atemwege. Bei einer akuten *Laryngitis*, die sich mit Heiserkeit und Hustenanfällen äußert, besteht wegen der Gefahr eines *Laryngospasmus* Tauchuntauglichkeit.

Eine absolute Kontraindikation bilden die seltenen *Laryngozelen*. Laryngozelen werden besonders bei Musikern beobachtet, die Blasinstrumente spielen. Durch den beim Spielen entstehenden Überdruck kann es im Sinus Morgagni des Kehlkopfes zu einer Ausstülpung des Ventriculus laryngis kommen mit Ausbildung von ein- oder beidseitigen Laryngozelen. Ein Hinweis ergibt sich, wenn beim Valsalva-Manöver eine weiche Prominenz in Höhe des Kehlkopfes seitlich tastbar ist. Angaben von Tauchern über ein Engegefühl und Hustenreiz beim Aufstieg sollten Anlaß zu einer fachärztlichen Untersuchung sein. Die Röntgenaufnahme des Kehlkopfes bei gleichzeitigem Valsalva-Manöver bringt die Laryngozele zur Darstellung. Sie erscheint als luftgefüllte Zyste. Beim Tauchen kann in der Aufstiegsphase das eingeschlossene Luftvolumen bei einem Ventilverschluß derart zunehmen, daß es zur Kompression des Kehlkopfes im Bereich der Taschenfalten kommt, mit den Gefahren einer hochgradigen Dyspnoe und eines *Lungenüberdruckunfalls*.

Eine doppelseitige *Rekurrensparese* führt immer zu starker Dyspnoe und birgt ebenfalls die Gefahr eines Lungenüberdruckunfalls. Deshalb besteht immer eine Tauchuntauglichkeit. Eine einseitige Rekurrensparese hat meistens eine ausreichend weite Glottis zur Folge. Nur bei Belastungsdyspnoe besteht hier Untauglichkeit.

Nach *Laryngektomie* ist man dagegen immer tauchuntauglich, einmal wegen der hochgradigen Gefahr der Aspiration am Tracheostom, zum anderen wegen der Unmöglichkeit eines Druckausgleichs von Mittelohr und Nebenhöhlen.

3.2.5 Mundhöhle
(J. Strutz)

Bei der *Inspektion* der Mundhöhle sind das Gebiß, die Zunge, die Tonsillen und der Mesopharynx zu beurteilen. Eitrige Schleimstraßen an der Rachenhinterwand geben Hinweise auf eine *Rhinitis* oder *Sinusitis*. Die *Tonsillen* sollten nicht nur inspiziert werden, sondern auch durch Druck mit dem Mundspatel auf Exprimate beurteilt werden. *Chronische Tonsillitiden* sind oft der Ausgangsherd für Infektionen der oberen Luftwege.

Bei isolierten *Gaumenspalten* oder Gaumenspalten im Rahmen von Lippen-Kiefer-Gaumen-Spalten liegt eine Hypoplasie der Gaumenmuskulatur vor und damit auch der Tubenöffner, d. h. der Mm. tensor et levator veli palatini. Hier ist auf eine suffiziente Tubenfunktion besonders zu achten, da in mehr als der Hälfte der Fälle kein Druckausgleich möglich ist. Deshalb besteht bei angeborenen Gaumenspalten in der Regel eine Tauchuntauglichkeit.

Das Gebiß muß das Halten des Mundstücks von Lungenautomaten oder Schnorchel garantieren können. Schlecht sitzende Teil- oder Vollprothesen verhindern dies. Nach Zahnextraktion sollte erst nach Abschluß der Wundheilung wieder getaucht werden. Kariöse und lockere Zähne müssen vor dem Tauchen saniert werden. Wurzelfüllungen oder plombierte Zähne bilden eine Gefahr für ein Barotrauma beim Aufstieg.

Deshalb sollte der Zahnarzt etwaige luftgefüllte Zahnräume ausschließen bzw. sanieren.

Der N. facialis ist für die Motorik und die Mimik des Gesichtes zuständig. Für das Halten sowie das luft- und wasserdichte Abschließen des Mundstücks von Lungenautomat oder Schnorchel ist insbesondere der M. orbicularis oris wichtig. Auch ein Valsalva-Manöver verlangt einen festen Mundabschluß. Eine einseitige oder doppelseitige *Fazialisparese* mit Ausfall der Gesichtsmotorik bedingt deshalb Tauchuntauglichkeit. Liegt nur eine Teilparese des Fazialis vor, so muß der bukkale und marginale Ast intakt sein.

Eine Fazialisparese kann auch im Rahmen eines Mittelohrbarotraumas in der Dekompressionsphase auftreten. Durch einen Ventilverschluß des Tubenostiums entsteht ein Überdruck im Mittelohr, der sich über Dehiszenzen des knöchernen Fazialiskanals auf den Nerv überträgt. Die Folge ist ein direktes mechanisches Trauma des Nervs sowie eine Minderdurchblutung durch Kompression der ernährenden Gefäße. Sobald der Mittelohrüberdruck abgebaut ist, erholt sich der Nerv innerhalb von Stunden (Molvaer u. Eidsvik 1987).

3.3 Hals

Eine *Struma* bildet dann eine Kontraindikation, wenn sie zu einer Einengung der Trachea geführt hat. Eine *Hyperthyreose* schließt schon wegen der psychischen Instabilität und möglicher überschießender Reaktionen eine Tauglichkeit aus.

Alle *Lymphknotenveränderungen* bedürfen einer Abklärung.
Die Auskultation der *Aa. carotis* darf bei einer Untersuchung nicht fehlen. Bei Stenosegeräuschen ist eine angiologische Untersuchung mit einem Gefäßdoppler notwendig (s. auch Abschn. 3.4.2).

3.4 Thoraxorgane

Die *Inspektion* des Thorax erfaßt eventuelle Deformationen, wie *Trichterbrust*, Verbildungen durch *Kyphose* oder *Skoliose* und gestattet einen

Seitenvergleich der Atembeweglichkeit. Deformationen bedeuten eine Einschränkung der Tauglichkeit, wenn sie mit Funktionsstörungen der Thoraxorgane verbunden sind (s. auch Abschn. 3.4.1 und 3.4.2).

3.4.1 Lunge

Vorwiegend beim *Apnoetauchen* kommt es zu Änderungen der Druckverhältnisse im Lungenkreislauf. Durch entsprechendes Training läßt sich eine verbesserte Anpassung erreichen. Für die Untersuchung zum ausschließlichen Schnorcheltauchen ist ebenfalls nach den Richtlinien der GTÜM zu untersuchen.

Das Gerätetauchen bringt durch die Gefahr eines *Lungenüberdrucks* das zahlenmäßig größte und dramatischste Risiko des Tauchens mit sich. Hier liegt ein Schwerpunkt der Tauglichkeitsuntersuchung. Es gilt Affektionen der Lunge auszuschließen, die zu einer Ruptur der Alveolen führen können.

Nach der U. S. Underwater Diving Fatality Statistics von 1985 (für die Jahre 1976–1984 sind die Zahlen ähnlich) waren 31 der tödlichen Tauchunfälle von insgesamt 39 durch „mögliche Erschöpfung, Embolie oder Panik" bedingt. Bei 16 dieser Fälle konnte ein *Lungenüberdruckunfall* nachgewiesen werden. Im DAN-Report 92 werden für 1987 noch 19,3 % von Lungenembolien registriert, für 1991 12,4 % und für 1992 9,2 %.

Beim Tauchen mit Preßluftgeräten – und nur solche finden beim Sporttauchen Verwendung – wird die Atemluft aus den Preßluftflaschen unter Umgebungsdruck eingeatmet. Hierfür sorgt der Lungenautomat, der nach Reduktion des Flaschendrucks die Atemluft dem jeweiligen Wasserdruck anpaßt. Mit zunehmender Wassertiefe steigt auch der Druck der eingeatmeten Luft. Das Atemminutenvolumen entspricht dem an der Oberfläche. Die Anzahl der Gasmoleküle pro Volumeneinheit nimmt aber proportional zum Druck zu (Gesetz von Boyle-Mariotte, s. Abschn. 3.2.2).

Beim Aufsteigen mit abnehmendem Umgebungsdruck vergrößert sich – umgekehrt proportional zum Druck – das Volumen der Luft in der Lunge. Kann dieses zunehmende Volumen nicht ungehindert abströmen, kommt es zur Überdehnung der Lunge und zur *Ruptur von Alveolen* mit Einrissen und Einbruch von Luft in die Blutbahn. Durch einen solchen Lungenüberdruckunfall – eine Form des *Barotraumas der Lunge* – entsteht also eine meist massive *arterielle Luftembolie*, die zu einer *Hirnembolie* mit Bewußtlosigkeit und nachfolgendem *Ertrinken* führt.

Zu Lungenüberdruckunfällen kann es schon ab einer Wassertiefe von 1 m kommen. Kommt es dabei zu einem Riß der blutreichen, zentralen Lungenpartien, spricht man von einem *zentralen Lungenriß*. Bei einem Riß in der Nähe der Lungenoberfläche entsteht ein Pneumothorax. Bleibt ein Alveolarriß längere Zeit offen, gelangen Luftmengen in das Lungeninterstitium und das Mediastinum und schließlich in die Haut. Es entsteht so ein Mediastinal- und Hautemphysem (Bühlmann 1993).

Die Ursachen für ein derartiges Barotrauma der Lungen sind Anomalien der Lungenstruktur *(Zysten, Kavitäten, Emphysemblasen)*, Einengungen der bronchoalveolären Strombahn durch vorangegangene Infekte, aber am häufigsten ein sog. *willkürliches* oder *unwillkürliches Anhalten der Atemluft* beim Auftauchen (Kidd u. Elliott 1975). Ein unwillkürliches Atemanhalten ist schwer durchführbar und spielt praktisch keine Rolle. Die meisten Lungenüberdruckunfälle entstehen durch einen unwillkürlichen Verschluß der Glottis *(Laryngospasmus)*, der durch eine *Paniksituation* ausgelöst wird (Ehm 1983, 1987 a, S. 207).

Nach der Ansicht Bühlmanns (1993) kommt es bei einem Nebeneinander unterschiedlich dehnbarer Lungenpartien sowie einem Nebeneinander unterschiedlicher Strömungswiderstände auch zu einem Nebeneinander unterschiedlich geblähter Regionen. Die überblähte Region komprimiert die Lungenpartien geringerer Dehnbarkeit. Die dadurch entstehenden unterschiedlichen Strömungswiderstände bewirken ein „air trapping", das schließlich während des Aufstiegs zur Überdehnung und zum Riß des Bezirks führt. Mebane u. McIver (1993) halten den Mechanismus einer Lungenruptur beim Tauchen für noch nicht völlig geklärt.

Brooks et al. (1988) fanden Korrelationen zwischen verminderter FVC und dem Risiko von Lungenbarotraumen bei britischen U-Bootmatrosen.

In einer retrospektiven Studie über 20 Jahre fanden sich 12 Fälle von Lungenbarotraumarezidiven, die dann sehr viel ausgeprägter waren als bei dem ersten Unfall.

Es gilt also bei der Untersuchung neben dem Ausschluß prädisponierender Lungenaffektionen Kandidaten zu eliminieren, die aufgrund ihrer Persönlichkeitsstruktur vermehrt zur *Panikreaktion* neigen (s. Abschn. 3.9.1).

Neben der Auskultation und der Perkussion gehört zur Beurteilung der Lunge eine *Röntgenaufnahme der Thoraxorgane* (a.-p.). Sie ist bei jeder Erstuntersuchung zu verlangen. Liegen dem Untersucher eine vorangegangene Röntgenaufnahme oder ein fachärztlicher Befund vor, die nicht älter als ein Jahr sind, und bestanden keine zwischenzeitlichen lungenspezifischen Erkrankungen, kann er sich darauf beziehen. Bei Nachuntersuchungen sind Röntgenaufnahmen nur dann erforderlich, wenn sich aus der Zwischenanamnese hierfür Anhaltspunkte ergeben. Nach dem G 31 können auch Fremdröntgenaufnahmen, die aber nicht älter als 2 Jahre sind, bewertet werden. Röntgenaufnahmen des Thorax, die früher jährlich bei Nachuntersuchungen vorgesehen waren, sollen nur nach strenger Indikationsstellung, und in der Regel nicht vor Ablauf von 5 Jahren vorgenommen werden.

Die *Spirometrie* sollte auch bei jeder Nachuntersuchung durchgeführt werden. Es genügt die Bestimmung der *Vitalkapazität* und des *Einsekundenwerts* (s. Abschn. 3.4.3).

Neben Anomalien drohen die Gefahren eines Lungenüberdrucks besonders bei sog. *obstruktiven Atemwegerkrankungen* der *Bronchitis* und dem *Asthma bronchiale*, teilweise auch dem *Lungenemphysem*.

Eine Gefährdung liegt im Prinzip bei jeder Obstruktion der Atemwege vor. Auch bei *Stenosen der Trachea* besteht ein erhöhtes Risiko für ein Barotrauma der Lunge. In den tieferen Atemwegen ist die Gefahr meist ein *„air trapping"*. Als Symptom der „gefangenen Luft" wird ein Hin- und Herpendeln der Atemluft im Exspirium bei örtlicher Bronchialobstruktion bezeichnet.

Ein *chronischer Bronchitiker* ist damit untauglich. Eine *akute Bronchitis* schließt das Tauchen bis zur Symptomfreiheit aus.

Für das *Asthma bronchiale* ist die Beurteilung schwieriger. Am einfachsten wäre es, allen Personen, die ein Asthmaleiden in der Vorgeschichte haben, vom Tauchen abzuraten. Für ein manifestes Asthma ist das ärztlich wohl begründet. Allen weitgehend erscheinungsfreien Kandidaten mit einem Asthma in der Vorgeschichte ist jedoch eine ärztliche Ablehnung der Tauglichkeit meist schwer verständlich zu machen. Sie wenden oft ein, daß es ihnen unter Wasser viel besser gehe.

Nach Neumann (1987), einem amerikanischen Pulmologen und Tauchexperten, sind etwa 3-4 % aller aktiv tauchenden Amerikaner Asthmatiker. Das entspricht ungefähr der Häufigkeit des Asthma bronchiale in der Industriegesellschaft. Weiter sind in der Geschichte des Sporttauchens keine Fälle bekannt geworden, bei denen es unter Wasser zu einem Asthmaanfall kam. Bis auf wenige Ausnahmen sind Lungenüberdruckunfälle bei Tauchern mit Asthma in der Vorgeschichte nur bei Panikaufstiegen aufgetreten. Sie wurden also nicht durch das Asthma verursacht. Von Farell u. Glanvill (1990), zwei englischen Taucherärzten, wurden 104 Taucher (91 Männer und 13 Frauen) mit Asthma befragt. Sie hatten durchschnittlich eine Tauchpraxis von 6 Jahren und insgesamt 12 864 Tauchgänge. Keiner hatte jemals einen Asthmaanfall unter Wasser. 96 der Befragten verwendeten inhalative Asthmamittel.

Ein Fall (Matthys 1988), bei dem ein Lungenüberdruckunfall während eines normalen Aufstiegs auftrat, zwingt aber zu einer kritischen und eindeutigen Stellungnahme.

In dem von Matthys veröffentlichten Fall kam es bei dekompressionsgerechtem Auftauchen aus 32 m Wassertiefe zu einem Barotrauma der Lunge mit zerebralen und spinalen Symptomen. Die spätere Untersuchung ergab eine eindeutige reversible, vorwiegend periphere Atemwegsobstruktion. Der Patient hatte zuvor davon keine Kenntnis und auch keine schweren Asthmaanfälle.

Asthma ist ein multikausaler Symptomkomplex. Die entscheidende Veränderung ist die Erhöhung des Strömungswiderstands in den Atemwegen (Hilpert 1977). Gerade diese Erhöhung des Strömungswiderstands läßt sich jedoch z. B. beim *Belastungsasthma* und manchen Formen des *„extrinsic asthma"* (bei definierten Allergenen oder Medikamenten, z. B. Aspirin) bei der Untersuchung nicht erfassen. Auch wissen wir, daß Asthmatiker oft jahrelang erscheinungsfrei bleiben können.

So gilt das Asthma als die häufigste chronische Erkrankung im Kindesalter mit einem Anteil von 10–12 % aller Kinder. In einer australischen Studie wurden 323 Personen im 21. Lebensjahr überprüft, die in der Kindheit Asthma hatten. Die Hälfte der Personen war beschwerdefrei. Alle hatten in der Kindheit nur sporadisch Asthmaanfälle. Andererseits erkrankten 31 % der Gruppe, die bis zum 21. Lebensjahr anfallsfrei geblieben waren, erneut (Kelly et al. 1987).

Allen Formen des Asthmas gemeinsam ist eine pathologische Hyperreagibilität der Bronchialschleimhaut. Ihr Ausmaß läßt sich durch chemische *Provokationsmethoden* testen (Histamin oder Methacholin), weiter durch *Einatmen trockener Luft*. Dieser Test ist nicht asthmaspezifisch. Ein positiver Test bestätigt nicht die Diagnose Asthma, andererseits gibt es Asthmatiker, die nicht auf Methacholin reagieren (Mebane u. McIver 1993). Deal et al. (1978) konnten nachweisen, daß der auslösende Faktor für ein Belastungsasthma der Wärmeverlust in den Atemwegen ist, wie er beim Einatmen von trockener Luft auftritt. Beim Tauchen mit Preßluft wird nicht nur trockene, sondern auch kalte Luft geatmet.

Die 34. Arbeitsgruppe der Undersea and Hyperbaric Medical Society in Bethesda, Maryland, kam 1987 zu folgender Auffassung: Asthma ist, ohne Berücksichtigung der Ätiologie, eine *Kontraindikation für das Tauchen*. Dies gilt für den Neubeginn als auch für ein Fortsetzen des Tauchens. In Zweifelsfällen sind standardisierte Provokationstests zu fordern.

Die Meinung von Schweizer und deutschen Pneumologen und Taucherärzten ist etwas flexibler. Nach Bühlmann (1988) kann ein *Asthma-*

tiker im beschwerdefreien Intervall (ohne Medikamente) tauglich für das Sporttauchen sein, wenn er normale Werte für die Vitalkapazität und den Einsekundenwert hat. Ferner muß er gezeigt haben, daß er mit seiner Krankheit, d. h. mit seinen abnorm irritablen Bronchien, vernünftig umzugehen weiß und die Risikofaktoren bzw. Noxen kennt und vermeidet.

Matthy (1988) schließt sich im Prinzip dieser Meinung an. Er erlaubt auch, daß bei bronchialer Irritabilität vor dem Tauchen *Bronchospasmolytika* (Aarane, Allergospasmin, Ditec) oder Berodual inhaliert werden, normale Lungenfunktionswerte vorausgesetzt.

Nach Utz (1988) sollte bei Verdacht auf ein belastungsinduziertes Asthma ein Belastungstest in kalter Luft oder bei Atmung aus einem Preßlufttauchgerät durchgeführt werden. Durch eine vorherige und anschließende spirometrische Untersuchung lassen sich dann eventuelle Obstruktionen dokumentieren.

Schultebraucks (1988) lehnt eine Tauglichkeit ab, wenn innerhalb der letzten 2 Jahre Asthmaanfälle vorgelegt haben, ein Anstrengungsasthma besteht, bzw. bei positiver Asthmaanamnese der inhalative Provokationstest positiv ausfällt, oder eine antiobstruktive Dauermedikation eingenommen werden muß.

Wir sind mit Bühlmann der Meinung, daß eine Tauglichkeit bei einem Kandidaten mit Asthmaanamnese nur befürwortet werden kann, wenn er eine gewisse kritische Selbstverantwortung zu übernehmen in der Lage ist (vgl. Abschn. 3.10). Kandidaten mit dem klinischen Bild einer chronisch obstruktiven Ventilationsstörung sind nicht zum Tauchen geeignet.

Mit einem Belastungsversuch oder Provokationstests kann die Hyperreagibilität der Bronchialschleimhaut erkannt werden. Ein *„air trapping"* durch umschriebene Schädigung der Lungen, wie durch Narben nach entzündlichen Erkrankungen, nach kleineren Lungenembolien oder auch nach ärztlichen Eingriffen an Thorax oder Pleura, sind damit nicht auszuschließen. Mit einem *Szintigramm* kann die Elimination des Inertgases XENON 133 (i. v. injiziert) sichtbar gemacht werden. Stellen mit pathologischer Elimination, ob durch obstruktive oder interstitielle Veränderungen bedingt, lassen sich dabei besser lokalisieren als mit den sonst gebräuchlichen Isotopenmethoden, auch läßt sich ihr Schweregrad besser beurteilen (Patte et al. 1982).

Diese und weitere Untersuchungsmethoden, wie die *Ganzkörperplethysmographie* und Untersuchungen mit *Helium*, bleiben dem Spezialisten überlassen.

Ein *Spontanpneumothorax* in der Vorgeschichte bildet eine *absolute Kontraindikation* (Kizer 1982). Tritt er unter Wasser auf, so entwickelt sich während des Aufstiegs ein lebensbedrohlicher Spannungspneumothorax. Die Ursache des Spontanpneumothorax liegt wahrscheinlich in Rupturen kongenitaler, kleiner, subpleuraler Bläschen. Ihr Auftreten ist jedoch nicht vorhersehbar, und in etwa 50 % der Fälle kommt es zu Rezidiven, die ebenfalls nicht kalkulierbar und nicht kurativ zu behandeln sind. Ein Spontanpneumothorax tritt fast ausschließlich bei Männern und nur in 5 % der Fälle bei Frauen auf.

Ein sekundärer Spontanpneumothorax kann durch eine Reihe von Lungenerkrankungen, wie obstruktive Ventilationserkrankungen, Zysten, Emphysemblasen, Tumoren usw. verursacht sein, die gewöhnlich eine Tauchtauglichkeit per se ausschließen.

Da die meisten Rezidive eines Spontanpneumothorax innerhalb der ersten 4 Jahre auftreten, wird nach der Ansicht einiger Autoren eine Wiederaufnahme des Tauchens nach 4 Jahren erscheinungsfreiem Intervall für möglich gehalten. Nach einer Pleurodese kann eine Tauch- (oder Flugerlaubnis) 3 Monate danach evaluiert werden (Mebane u. McIver 1993).

Bei einem Zustand nach traumatischem oder iatrogenem Pneumothorax ist in vermehrtem Maße die Gefahr eines „air trapping" gegeben. Erstkandidaten sollte vom Tauchen abgeraten werden. Bei röntgenologisch erkennbaren Residuen gilt dies auch für ein Weitertauchen. Auch nach Lungenresektionen sollte keine Tauchtauglichkeit befürwortet werden. Nach akzidentellem Pneumothorax durch invasive diagnostische oder herzchirurgische Eingriffe kann eine Tauchtauglichkeit bestehen, wenn keine erkennbaren Lungenabnormitäten nachweisbar sind.

Im Prinzip sind Pleuritisfolgen, wie Adhäsionen im Zwerchfell-Rippen- und/oder Herzwinkel, auch mäßige Pleuraschwarten, zu beurteilen wie Narben durch eine Pleurodese von behandelten, iatrogenen Pleuraläsionen. Nach bisherigen Erfahrungen ist durch sie keine vermehrte Gefährdung für eine Lungenruptur gegeben. Ist die Lungenfunktion nicht wesentlich beeinträchtigt, kann Tauchtauglichkeit attestiert werden.

Mit bildgebenden Verfahren nachweisbare Veränderungen, wie Zysten, Kavernen – gleich welcher Natur – und Emphysemblasen, sind mit dem Tauchen nicht vereinbar. Eine verläßliche klinische Methode, die Druckbelastbarkeit veränderter Lungenpartien zu prüfen, existiert leider nicht.

3.4.2 Herz und Kreislauf

Hier hat die Untersuchung zum Ziel, zum einen Affektionen des Herzens und des Kreislaufs auszuschließen, die mit dem Tauchen nicht vereinbar sind oder zu einem erhöhten Risiko führen. Zum anderen soll durch Funktionstests gesichert werden, daß eine ausreichende Herzleistungsreserve besteht, die zur Bewältigung bestimmter Begleitumstände beim Tauchen notwendig ist. Die Druckänderungen beim Tauchen spielen nur insofern eine Rolle, als es durch den hydrostatischen Druck zu einer *Blutvolumenverlagerung* (0,8–1,5 l) von der Peripherie in den zentralen Kreislauf kommt. Dieser Effekt hat beim Gesunden keine Auswirkung. Bei Herzfehlern am Rande der Kompensation kann die Blutumverteilung zu einer zusätzlichen Belastung führen.

Begleitumstände beim Tauchen sind die Kälte, unvorhergesehene Anstrengungen, Angst und Panikreaktion. Sie führen alle zu einer Mehrbelastung des Herz-Kreislauf-Systems. Die Kälte bewirkt eine Vasokonstriktion mit Blutdruckerhöhung, eine *Tachykardie* und eine *Steigerung des Herzvolumens*, und in manchen Fällen eine *koronare Tonussteigerung* bis hin zum *Koronarspasmus*, wie er bei Anginapectoris-Kranken möglich ist.

Von Wilmshurst et al. (1989) wurde über ein Lungenödem bei Tauchern berichtet, das offenbar durch Kälte ausgelöst worden war. Bei 11 Tauchern im Alter zwischen 38 und 66 Jahren traten mehrmals Episoden von Lungenödem in kalten Gewässern (unter 12° C) auf, nicht dagegen beim Tauchen in wärmerer Umgebungstemperatur. Es kam unter Wasser zu Husten, Atemnot und manchmal zu blutigem oder schleimigem Auswurf. In 2 Fällen trat Bewußtlosigkeit ein. Wasser wurde nie eingeatmet. Die Erscheinungen verschwanden ohne Behandlung innerhalb von 24 h, bei manchen Tauchern schon beim Verlassen des Wassers.

Experimentell konnte bei dieser Tauchern nach Einpacken des Kopfes und Nackens in eiskalte, nasse Tücher über 5 min. Dauer eine abnorme Vasokonstriktion und eine Blutdrucksteigerung festgestellt werden. Bei 9 der Probanden waren Zeichen einer Herzdekompensation nachweisbar. Nur 3 von 11 Tauchern entwickelten in den Folgeuntersuchungen eine leichte Hypertonie. Bei allen blieb eine überdurchschnittliche Leistungsfähigkeit erhalten. Es handelte sich bei diesen Fällen nicht um unentdeckte oder unbehandelte Hypertonien. Der auslösende Faktor war bei den sonst herzgesunden Personen eine durch Kälte ausgelöste abnorme Gefäßreaktion.

Nach Elliott u. Moon (1993) ist die Ursache wahrscheinlich kardiogener Natur, verursacht durch eine Kombination mehrerer Faktoren wie einer vermehrten kardialen Vorlast durch die Immersion und den erhöhten inspiratorischen Atemwiderstand und eine gesteigerte kardiale Nachlast, ausgelöst durch die kälteinduzierte periphere Vasokonstriktion. West u. Mathieu-Costello (1992) fanden tierexperimentell bei starker akuter Druckerhöhung der Pulmonalkapillaren ultrastrukturelle Veränderungen der Kapillarwände in den Alveolen. Die Autoren wiesen auf die extrem dünne Membran (0,2–0,4 µm) dieser Blut-Gas-Schranke hin. Bei den Druckschädigungen kam es zu hohen Permeabilitätsveränderungen, die ein Lungenödem zur Folge hatten. Es wurde gefolgert, daß dieser Mechanismus auch ähnlichen Krankheitsbildern, wie dem neurogenen Lungenödem, dem Höhenlungenödem und den belastungsinduzierten Lungenblutungen der Rennpferde zugrunde liegen könnte.

Diesen Vorstellungen schließen sich Russi et al. (1992) an, die 4 Episoden von Lungenödem bei 3 Tauchern und einem Schwimmer im Zürichsee untersucht hatten. Sie halten den Mechanismus des Lungenödems bei Tauchern noch für ungeklärt. Meines Erachtens schließen die Untersuchungen von West u. Mathieu-Castello die Annahme einer kälteinduzierten Vasokonstriktion nicht aus, die sich möglicherweise auch an Lungenkapillaren abspielt.

Die Tauchtauglichkeit ist für diese Personen nicht in Frage gestellt, sie sollte allerdings mit der Einschränkung beurteilt werden, besondere Kälteexposition beim Tauchen zu vermeiden.

Schon vor dem eigentlichen Tauchen sind oft körperliche Belastungen notwendig, wie das Tragen der Geräte und der Ausrüstung, unter Umständen über längere Strecken. Unter Wasser können Strömungen eine erhebliche Kraftanstrengung erfordern. Nach dem Auftauchen sind oft größere Strecken mit leerem Gerät zurückzulegen. Dabei kommt es zu einer weiteren Herzbelastung und Blutdrucksteigerung. Angstzustände werden besonders Neulinge überkommen, wenn sie den Kontakt zur Gruppe verlieren oder Schwierigkeiten mit der Ausrüstung haben. Damit verbunden sind *Blutdrucksteigerungen, Tachykardien* und eine *erhöhte Katecholaminausschüttung.*

Nach der US-Statistik der Tauchunfälle wurde in den Jahren 1970–1984 autoptisch in 65 Fällen eine kardiovaskuläre Ursache gefunden. Das entspricht 7,24 % der gesamten Autopsien in 15 Jahren. Berücksichtigt man in dieser Statistik die Gesamtzahl der ermittelten kardiovaskulären Todesursachen, auch der nicht durch Autopsie gesicherten, so ergibt sich ein Prozentsatz von 11 % aller tödlichen Tauchunfälle.

In der DAN-Statistik (1994) werden für das Jahr 1989 11,4 % Todesfälle durch Herzinfarkte registriert. Nur bei einem dieser 3 Taucher war eine koronare Herzkrankheit (KHK) bekannt.

Die *Anamnese, Inspektion, Palpation* und *Auskultation*, die röntgenologische Beurteilung der *Herzfigur* (wenigstens bei Erstuntersuchungen) und die *Blutdruckmessung* sind unerläßliche *Basismaßnahmen der Untersuchung.*

Herzvitien

Grundsätzlich sollte *jedes Herzgeräusch* Anlaß zu einer kardiologischen Abklärung geben.

Bei folgenden, sicher diagnostizierten kongenitalen Vitien ist eine Tauglichkeit ausgeschlossen: Herzvitien, bei denen ein Shunt zwischen dem rechten und dem linken Kreislauf besteht, hierzu zählen *Vorhof- und Ventrikelseptumdefekte* und ein *persistierender offener Ductus Botalli.*

Auch bei Tauchgängen innerhalb der Nullzeit ◊ treten in der Aufstiegsphase im venösen Schenkel des Kreislaufs Gasblasen auf. Sie gelangen normalerweise über den rechten Ventrikel in den kleinen Kreislauf. Kleinere Gasblasen werden im terminalen Strombett der Lungen abgefangen und können dort in die Alveolen diffundieren. Zwar besteht wegen der Druckdifferenzen bei den erwähnten Vitien in den meisten Fällen ein *Links-rechts-Shunt,* aber in der Diastole können Gasblasen vom rechten in den linken Kreislauf gelangen. Sie bilden damit arterielle Gasembolien, die meist zur zerebralen Embolie führen. Ein Problem bildet das offene Foramen ovale. Es läßt sich nur echokardiographisch mit Farbdoppler und oft nur transösophageal nachweisen. Mit der Immersion steigt der Druck im rechten Vorhof um 12 mm Hg. Beim Pressen und Husten, besonders aber beim Valsalva-Manöver, kann es zu kurzfristigem Rechts-links-Shunt kommen (Ringelstein 1989). Dabei können kleine Gasbläschen des venösen Kreislaufs in das linke Herz gepreßt werden. Moon et al. (1989) fanden bei 30 Tauchern mit Dekompressionserscheinungen in der Vorgeschichte in 37 % einen Rechts-links-Shunt gegenüber nur 5 % bei Kontrollpersonen. Von Wilmshurst et al. (1989) wurden 58 Taucher mit Dekompressionserscheinungen in der Vorgeschichte echokardiographisch in Ruhe und unter Valsalva-Manöver untersucht nach vorheriger intravenöser Injektion von Mikrogasbläschen, gelöst in 5–6 ml physiologischer Kochsalzlösung. Bei 28 Tauchern, die neurologische Dekompressionserscheinungen innerhalb 30 min. nach dem Auftauchen hatten, gelang in 66 % ein Shuntnachweis. Dagegen fanden sich in 24 % von 109 Tauchern ohne Dekompressionserscheinungen in der Vorgeschichte ebenfalls Shunts bei offenem Foramen ovale.

Diese Ergebnisse berechtigen dennoch, nach Ansicht aller Experten, nicht die Forderung, eine echokardiographische Untersuchung bei jedem Erstkandidaten zu verlangen (Welslau 1994). Die Untersuchungen von Wilmshurst hatten weiterhin gezeigt, daß ein Shunt bei ein und derselben Person sich nicht konstant nachweisen ließ.

Bei Nachuntersuchungen sollte jedoch auch bei geringsten Dekompressionserkrankungen in der Vorgeschichte eine kardiologische Untersuchung zum Ausschluß eines Shunts veranlaßt werden. Wenn ein Taucher sein offenes Foramen ovale bei künftigem Tauchen einzukalkulieren weiß, dekompressionspflichtige Tauchgänge meidet und die Aufstiegsgeschwindigkeit und Stufen verlängert, kann ihm erlaubt werden, weiter zu tauchen, unter der Bedingung, daß keine akute neurologische oder pulmonale Dekompressionskrankheit vorausgegangen war.

Bei *operierten kardialen Shuntvitien* kann der Kandidat dann als tauglich erklärt werden, wenn von kardiologischer Seite keine Einwände bestehen und eine lungenfachärztliche Untersuchung rupturgefährdete Läsionen in der Lunge, durch die zwangsläufig mit der Operation verbundene Thorakotomie, ausgeschlossen hat.

Bei den angeborenen und erworbenen Herzklappenfehlern sind Patienten mit *Aortenstenose* am meisten durch einen plötzlichen Herztod bei Belastung gefährdet. Gerade bei Aortenstenosen ist es nicht ungewöhnlich, daß von jungen Männern und Frauen Sport getrieben wird. Die Ursache der Aortenstenose ist meist rheumatischer Genese. Bei entsprechender Vorgeschichte und typischen klinischen Befunden ist eine kardiologische Abklärung erforderlich.

Wie die Aortenstenosen, so sind auch *Mitralstenosen* in leichter Form den Beteiligten oft nicht bekannt und können bei der physikalischen Untersuchung übersehen werden. Die typischen Geräusche können bei der Auskultation in Linksseitenlage besser gehört werden. Bei Belastung steigt der Druck im linken Vorhof und führt zu einem erhöhten pulmonalen Venendruck. Weil beim Tauchen auch noch die Blutvolumenverlagerung von der Periphere in den Thorax hinzukommt, kann es zu einer Stauungslunge kommen bis hin zum Lungenödem.

Kandidaten mit *Aortenisthmusstenose* größeren Ausmaßes wird es wegen der Schwere der Störung kaum geben. Bei hypertonen Ruhewerten sollte der Blutdruck immer beidseitig gemessen werden. Bei deutlichen Unterschieden, vor allem aber bei Differenzen zwischen Blutdruckwerten an Armen und Beinen, ist eine kardiologische Untersuchung angezeigt.

Isolierte *Pulmonal-* oder *Trikuspidalstenosen* sind selten und weniger folgenschwer als Stenosen des linken Herzens.

Die Insuffizienzform der Herzklappenfehler kann für die Beurteilung zum Problem werden. Das Herz verfügt über genügend funktionelle Reserven, um kleinere Anomalien, mehr noch als bei den Stenosen, auch bei Belastung kompensieren zu können. So können subjektive und objektive Symptome bei leichterer *Mitralinsuffizienz*, aber auch bei *Aorteninsuffizienz* durchaus fehlen. Entscheidungen über die Tauglichkeit können hier nur durch subtilere kardiologische Untersuchungen, insbesondere die *Echokardiographie* gefällt werden. Ergibt sich eine gute linksventrikuläre Funktion, auch unter Belastung, ist gegen die Ausführung des Sporttauchens nichts einzuwenden. Bei diesen Herzfehlern sind aber laufende echokardiographische Kontrollen angezeigt.

Der Mitralklappenprolaps ohne Insuffizienzkomponente – bei Kindern nicht selten – verursacht i. allg. keine hämodynamischen Störungen. Wenn keine Symptome wie Herzstechen, Palpitationen und Rhythmusstörungen vorliegen, bestehen keine Bedenken gegen das Tauchen. Werden deswegen Medikamente genommen, ist eine Tauglichkeit als relativ zu beurteilen.

Für Patienten mit *operierten Herzklappenfehlern* gibt es im Hinblick auf die Belastungsfähigkeit beim Tauchen noch keine größeren Erfahrungen. Für diese Fälle gilt: Sind Shunts ausgeschlossen, ist die Ventrikelfunktion auch unter Belastung weitgehend normal, bestehen keine Arrhythmien, so ist gegen die Ausübung des Tauchsports nichts einzuwenden. Zu plötzlichen Todesfällen nach operierten Herzfehlern kam es meist durch Arrhythmien, die oft schon 12 Monate vorher aufgetreten waren (Garson A 1990).

Diese Patienten stehen meist unter einer Therapie mit *Antikoagulanzien* der Cumarinderivate (z. B. Marcumar). Damit besteht eine vermehrte Blutungsgefahr bei Verletzungen. Die Therapie selbst bildet aber keine Kontraindikation. Bei kardialer Leistungseinschränkung ohne Vorliegen einer KHK ist an eine Kardiomyopathie zu denken.

Koronare Herzkrankheit

Weitaus häufiger als mit Herzklappenfehlern wird der Untersucher mit der koronaren Herzkrankheit konfrontiert werden. Sie ist die häufigste Herzerkrankung in den Industrieländern. In der US-Statistik der tödlichen Tauchunfälle bilden die kardiovaskulären Ursachen mit 8–11 % der gesamten Todesfälle die drittgrößte Gruppe. Es handelt sich fast ausschließlich um Herzinfarkte.

Bei einer Verengung der Kranzarterien auf bis zu 60 % der Lumens besteht in Ruhe und bei normalem Blutdruck noch keine Änderung der

Blutdurchflußrate (Bove 1987). Erst unter Belastung können die Zeichen einer *Koronarinsuffizienz* auftreten. Über die anatomischen Stenosen hinaus können beim Tauchen die erwähnten Faktoren der Kälte und der Angst *Koronarspasmen* auslösen. Spasmen treten fast nur bei schon verengten Kranzarterien auf. Folgen einer plötzlichen Ischämie können ventrikuläre Arrhythmien sein, die bei Kammerflimmern zum Tode führen.

Zur Erkennung einer latenten Koronarinsuffizienz ist deshalb die *ergometrische Untersuchung* unerläßlich. Findet sich unter oder nach der Belastung (s. Abschn. 3.4.3, Ergometrie) eine Senkung der ST-Strecke von mehr als 0,05 mV in den Extremitäten – und mehr als 0,1 mV in den Brustwandableitungen oder treten subjektive Zeichen einer Angina pectoris auf, sollte keine Tauchtauglichkeit ausgesprochen werden.

Bei schon bekannter koronarer Herzkrankheit gelten die gleichen Kriterien. Ein Kandidat mit einer in der *Koronarographie* nachgewiesenen *Eingefäßerkrankung*, der vor einem Jahr einen kleinen Herzinfarkt hatte, aber sonst gesund ist und ein normales Belastungs-EKG zeigt, ohne Arrhythmien und mit normalen Blutdruckwerten, kann als tauglich bezeichnet werden. Dasselbe gilt für Kandidaten mit behandelten Stenosen, ob durch *Bypassoperationen* oder *Ballondilatationen* (PTCA). Hier ist stets durch eine zusätzliche kardiologische Untersuchung die Funktion des linken Ventrikels zu prüfen. Wenn durch die operativen Maßnahmen eine gute Vaskularisierung des Herzens wiederhergestellt ist und kein ins Gewicht fallender Herzmuskelschaden vorliegt, besteht für die Tauchtauglichkeit kein limitierender Faktor.

Herzrhythmusstörungen

Störungen des Herzrhythmus können Symptome einer Reihe von kardialen und extrakardialen Erkrankungen sein. Auch Medikamente v. a. Digitalisglykoside, β-Blocker, aber auch Antiarrhythmika können Rhythmusstörungen auslösen. Die Störungen könne jedoch auch – und das in überwiegendem Maße – harmlose Varianten der elektrischen Reizbildung und Reizleitung sein, denen keine krankhafte Bedeutung zukommt.

Nach Wirtzfeld (1986) haben Untersuchungen durch Langzeitelektrokardiographie übereinstimmend gezeigt, daß mehr als die Hälfte aller Erwachsenen ventrikuläre Arrhythmien aufweisen und daß auch „komplexe" ventrikuläre Extrasystolen (VES); Lown III c – Lown IV b häufig sind. Dabei sind diese Herzrhythmusstörungen ohne Einfluß auf die Prognose quoad vitam, und sie sind auch nicht als Frühzeichen oder

Vorläufer einer später manifest werdenden organischen Herzerkrankung zu interpretieren.

Jung u. Stolle (1981) haben bei 29 Schülern im Alter von 16-20 Jahren radiotelemetrisch die Herzfrequenzen und die Häufigkeit von Arrhythmien während bestimmter Schwimm- und Tauchübungen untersucht. Bei 13 der 29 Probanden trat insgesamt 18mal eine Arrhythmien auf. Am häufigsten wurde sie beim apnoischen Streckentauchen gegen Ende der Strecke beobachtet. Fast ebenso viele Arrhythmien wurden beim 100-m-Streckentauchen mit Preßluftgerät registriert. In 15 der 18 Fälle handelte es sich um supraventrikuläre Extrasystolen (SVES). Einmal kam es aber auch zu einer AV-Dissoziation. So wie bei Hochleistungssportlern (Degenhardt u. Jungmann 1978) können nahezu alle Arten von Rhythmusstörungen gefunden werden. Häufig sind sie als Anomalien ohne Krankheitswert zu deuten.

Scholander et al. (1962) hatten bei freitauchenden australischen Perltauchern einen durchschnittlichen Rückgang der Herzfrequenz um die Hälfte festgestellt. Weiter tragen während des Tauchens Rhythmusstörungen der verschiedensten Art auf. Diese Veränderungen wurden als ein phylogenetischer, alter physiologischer Mechanismus angesehen.

Herzrhythmusstörungen und Sport
Dagegen sind andererseits Arrhythmien die überwiegende Ursache bei plötzlichen Herztodesfällen („sudden death"). 22 % der Todesfälle traten in Zusammenhang mit sportlicher Tätigkeit auf (Garson A 1990). Kardiomyopathien stellen etwa die Hälfte plötzlicher Todesfälle bei jungen Leistungssportlern, wobei Arrhythmien wahrscheinlich der entscheidende Faktor sind. Belastungsabhängige Arrhythmien sind bei jungen gesund erscheinenden Sportlern beobachtet worden, die kongenitale Koronararterienveränderungen hatten. Eine weitere Ursache plötzlichen Herztodes ist eine autoptisch feststellbare Myokarditis.

Wenn auch unter Belastung ernstere Arrhythmien auftreten können, so ist doch bei jungen Menschen der Sport nicht häufiger die Ursache des plötzlichen Herztodes als bei der nicht sporttreibenden Bevölkerung.

Vorhofflattern und -flimmern können dagegen durch sportliche Belastung zu einem Kammerflimmern und zum plötzlichen Herztod führen. Diese Gefahr ist auch beim Präexzitationssyndrom, wie dem WPW-Syndrom, gegeben.

Ventrikuläre Arrhythmien bilden eine größere Gefahr des Herztodes als supraventrikuläre. Eine potenzierte Gefahr des Herztodes besteht beim verlängerten QT-Syndrom (s. S. 52). Dopingversuche mit Amphetaminen und Kokainmißbrauch wurden als weitere Ursache des plötzlichen Herztodes beschrieben.

Für die Entscheidung einer Tauchtauglichkeit können die Empfehlungen von Bricker u. Ross (1990) Richtlinien und Hinweise sein:
1) Eine symptomlose Arrhythmie darf nicht automatisch eine Empfehlung zum Tauchen sein, ohne daß vorher eine genaue Abklärung der Rhythmusstörungen erfolgt ist (z. B. durch Langzeit-EKG, Ergometrie und Echokardiographie).
2) Patienten mit Arrhythmien mit Symptomen sind vom Tauchen auszuschließen bis zu einer eventuellen gegenteiligen fachkardiologischen Beurteilung.
3) Arrhythmien, die unter Belastung nicht zunehmen und keine Symptome verursachen, erlauben i. allg. eine Tauglichkeit.

Da die Wirkung der meisten Antiarrhythmika sehr komplex ist und ihre Wirkung unter Druck nicht kalkuliert ist, sollte kein Kandidat für tauglich erklärt werden, der auf die Medikation reiner Arrhythmika angewiesen ist.

Reizbildungsstörungen

Die Reizbildungsstörungen manifestieren sich in Tachykardien, Bradykardien oder Arrhythmien. Bei allen bedrohlichen Formen dieser Störungen fällt das Herzminutenvolumen ab, es kommt zu einer kritischen Minderdurchblutung von Herz und Gehirn. Grundsätzlich sollen *organische Herzerkrankungen* (Vitien, Kardiomyopathien, koronare Herzkrankheit und Hochdruck), Begleiterscheinungen extrakardialer Krankheiten und Medikamenteneinwirkungen als Ursache ausgeschlossen werden.

Die *Sinustachykardie* mit einer Herzfrequenz von über 100 Schläger/min ist meist Ausdruck neurovegetativer oder humoraler Einflüsse (Hyperthyreose), seltener tritt sie bei Anämie und Aortenklappeninsuffizienz auf. Eine *Sinusbradykardie* manchmal bis zu einer Frequenz von 45 Schlägen/min findet sich nicht selten bei Leistungssportlern als Trainingseffekt.

Vorhoftachykardien sind im EKG durch Fehlen der P-Zacken zu erkennen. Bei einer Vorhoffrequenz von 200–300 Schlägen/min können die P-Zacken sägezahnförmig zu sehen sein. Dieses *Vorhofflattern* führt sowohl zu einem konstanten als auch wechselnden Überleitungsverhältnis.

Beim *Vorhofflimmern* mit einer Frequenz von über 300 Schlägen/min sind im EKG keine Andeutungen der P-Zacken mehr erkennbar. Die Überleitung imponiert als absolute Arrhythmie.

Diese beiden Formen der Rhythmusstörung, Sinustachykardie und Vorhoftachykardie, sind zunächst einmal zum Tauchen nicht geeignet.

Zuerst müssen mögliche Ursachen wie Mitralklappenfehler oder koronare Herzkrankheit ausgeschlossen werden.

Handelt es sich um eine sog. *idiopathische Form* des *Vorhofflimmerns* und besteht ein relativ konstantes Überleitungsverhältnis – mit oder ohne Medikamenteneinwirkung – sowie eine normale Ventrikelfunktion (Echokardiographie), so bestehen keine Einwände gegen das Tauchen. Das generelle Risiko dieser Rhythmusstörungen – das Auftreten von Vorhofthromben und arterieller Embolie – wird durch das Tauchen nicht vermehrt (s. Abschn. „Herzvitien", S. 44).

Als *Präexzitationssyndrom* werden Erregungen bezeichnet, die über akzessorische atrioventrikuläre Leitungsbahnen fortgeleitet werden (Kent-Bündel u. a.). Die Herzkammer wird also unter Umgehung des AV-Knotens erregt. Hierzu zählt das *Wolff-Parkinson-White (WPW)-* und das *Lown-Ganong-Levine-(LGL-)Syndrom*. Bei dem LGL-Syndrom ist nur die PQ-Zeit verkürzt, QRS ist normal. Wie auch bei anderen Formen dieses Syndroms ist die Neigung zu paroxysmalen Tachykardien besonders groß. Vom Tauchen ist deshalb abzuraten. Wenn die Ursache des Präexzitationssyndrom, z. B. das hierfür verantwortliche Kent-Bündel, per Herzkatheter verödet werden kann und der Patient anschließend symptomfrei ist, dürfte gegen das Tauchen nichts einzuwenden sein.

Supraventrikuläre Extrasystolen sind häufig und im EKG durch extrasystolische, deformierte P-Wellen erkennbar, während der QRS-Komplex normal ist. Sie haben keine wesentliche klinische Bedeutung.

Die *ventrikulären Extrasystolen* (VES) sind erkennbar an den schenkelblockartig deformierten Kammerkomplexen. Sie können nach einer Myokarditis oder bei der koronaren Herzkrankheit auftreten. Sie kommen aber auch bei Kardiomyopathien, bei Vitien, Hochdruckkrankheiten sowie bei Fokaltoxikosen vor, aber auch bei herzgesunden jungen Menschen. Bei Älteren ist die koronare Herzkrankheit die häufigste Ursache.

Ein Anhalt für ihren *Krankheitswert* ist ihr Schweregrad. Dieser erfolgt heute allgemein nach der *Lown-Klassifizierung*. Die Gefährdung durch VES liegt in der Möglichkeit des Auftretens hämodynamisch kritischer Tachykardien. Bei VES der Lown-Klasse IV und V sollten durch Echokardiographie und Ergometrie die Leistungsfähigkeit der Ventrikel und die Koronarperfusion untersucht werden. Bei gut erhaltener linksventrikulärer Funktion und Ausschluß einer KHK kann Taucherlaubnis gegeben werden.

Störungen der Erregungsleitung
Von praktischer Bedeutung sind die *atroventrikulären Überleitungsstörungen*. Eine Verzögerung oder Unterbrechung der Reizleitung wird als *Block* bezeichnet.

Leistungsverzögerungen mit einer PQ-Zeit über 0,20 s kommen bei ausdauertrainierten Hochleistungssportlern, selten auch angeboren vor. Man spricht vom *AV-Block I. Grades*.

Beim *AV-Block II. Grades (Typ I)* verlängert sich die PQ-Zeit zunehmend, bis zum Ausfall eines QRS-Komplexes (Wenkebach-Typ). Beim *Typ II (Mobitz-Typ II)* wird erst der 2., 3. oder 4. Vorhofimpuls auf den Ventrikel übergeleitet.

Beim *AV-Block III. Grades*, auch als *totaler AV-Block* bezeichnet, erfolgen Kammer- und Vorhofaktionen unabhängig von einander. Nur bei der peripheren Form des totalen AV-Blocks, die meist auf eine koronare Herzkrankheit zurückzuführen ist, kommt es gehäuft zum Auftreten eines *Adams-Stokes-Syndroms* (Nusser u. Trieb 1979). Bei AV-Blockierungen II. und III. Grades muß deshalb vom Tauchen abgeraten werden.

Eine Leistungsunterbrechung im rechten Tawara-Schenkel führt zu einer verzögerten Erregung des rechtsventrikulären Myokards. Im EKG ist der QRS-Komplex über 0,11 s verbreitet. In I und II sowie V 5 und V 6 der Ableitungen finden sich tiefe S-Zacken; R ist in V 1 aufgesplittert. Störungen dieser Art mit einer QRS-Zeit unter 0,11 s finden sich sehr häufig und werden als *unvollständiger Rechtsschenkelblock* bezeichnet. Sie haben keine sichere pathologische Bedeutung.

Der *vollständige Rechtsschenkelblock* mit einem QRS-Komplex über 0,12 s wird seltener bei Herzgesunden, eher bei organischen Herzkrankheiten wie Septumdefekt oder nach Infarkt angetroffen.

Der *Linksschenkelblock* stellt einen schwerwiegenderen Befund dar. Er spricht für eine organische Herzkrankheit, z. B. Hypertonie, Herzvitien, Myokarditis, Kardiomyopathie oder Koronarinsuffizienz. Das EKG zeigt bei Linkstyp eine Aussplitterung von QRS, oft in Form eines abgebrochenen Zuckerhuts in I, V 5 und V 6, weiter ein negatives T in I, V 5 und V 6.

Ausschlaggebend für die Beurteilung der Tauglichkeit ist die Grundkrankheit, die diesem Linksschenkelblock zugrundeliegt.

Beim kranken Sinusknoten, dem *Sick-sinus-Syndrom*, verbunden u. a. mit alternierender Tachy- und Bradykardie, besteht ebenfalls die Gefahr von Adams-Stokes-Anfällen. Das Tauchen verbietet sich hier.

Bei *Schrittmacherträgern* gestattet die Grundkrankheit meist keine Taucherlaubnis. Eine Ausnahme können junge Menschen sein, die wegen eines *angeborenen AV-Blocks III. Grades* einen Schrittmacher tragen müssen. Schrittmacher sind heute druckfest, d. h. sie sind widerstandsfähig gegenüber einem Umgebungsdruck über 4 bar.

Eine relativ seltene, hereditäre Erkrankung, die aber in den letzten Jahren häufiger beobachtet wird, ist das Lange-QT- oder Romano-Ward-Syndrom. Es handelt sich um eine manchmal bis 100 % über dem Normwert liegende Verlängerung der QT-Strecke, die konstant sein kann, aber auch paroxysmal vorkommt. Mit Verlängerung der QT-Dauer verlängert sich auch die ventrikuläre vulnerable Phase, die zu ventrikulären Extrasystolen (VES) mit „torsades de pointes", Kammertachykardien und -flimmern und zum plötzlichen Herztod führen kann.

Bei Ausdauersportlern kann die QT-Zeit erheblich (auf 0,55 bis 0,62 s) verlängert sein, sie verkürzt sich aber unter Belastung, nicht dagegen beim Romano-Ward-Syndrom (Czapo 1980).

Das Lange-QT-Syndrom wird auch als Kinder- und Jungendkrankheit bezeichnet; als sog. erworbenes Krankheitsbild kann es aber auch im 5.–6. Lebensjahrzehnt klinisch auffällig werden.

Symptome wie ungeklärte Schwindelanfälle, Somnolenzen und Synkopen, die oft epileptischen Anfällen gleichen, sowie plötzliche Herztodesfälle in der Familie sollten zu eingehender kardiologischer Untersuchung Anlaß geben.

Ausgelöst werden Symptome oft durch psychische oder physische Belastungen oder durch Wasserkontakte wie beim Schwimmen.

Von Müller (1982) wurden 4 Todesfälle zwischen 15 und 19 Jahren eingehend autoptisch untersucht. Als eine mögliche der sonst unklaren Ursachen dieser Krankheit wird von ihr eine Sonderform der primären, idiopathischen Kardiomyopathie angenommen.

Hypertonie

Durch die *hydrostatischen Druckwirkungen* beim Tauchen wurden bislang keine wesentlichen Einflüsse auf den Blutdruck festgestellt. Nach den Richtlinien der GTÜM gelten Blutdruckveränderungen stärkeren Grades als Ausschlußkriterien für das Tauchen. Alleine schon wegen der hohen Koinzidenz zwischen Bluthochdruck und koronarer Herzkrankheit oder zerebralen Komplikationen halten wir eine diagnostisch exakte Erfassung dieser vaskulären Komplikationen für erforderlich.

Seit Bachmann et al. (1970) wurde mehrfach bestätigt, daß bei Leistungsschwimmern der Blutdruck höher liegt als bei Athleten vergleichbarer Landsportarten. Weicker et al. (1987) haben beim Flossenschwimmen über 1000 m mit ABC-Ausrüstung, mit und ohne Neoprenanzug, einen Anstieg von Noradrenalin gemessen. Beim

Streckentauchen mit Preßluftgerät über 600 m, wiederum bei individueller Höchstleistung, fanden sie einen signifikanten Anstieg blutdruckwirsamer Hormone. Vor allem lagen die Werte für *Aldosteron, ADH* und die *Plasmareininaktivität* nach dem Tauchen deutlich höher als bei den vergleichbaren Schwimmtests. Auch *ACTH* und *Cortisol* zeigten tendenziell höhere Werte als beim Flossenschwimmen. Dies, obwohl die Intensität der Belastung meßbar geringer war als bei den Schwimmstrecken.

Die Relevanz dieser Untersuchungen für die Tauchtauglichkeit ist so zu sehen: Über die von Weicker angeführten *blutdrucksteigernden Effekte beim Tauchen* hinaus – auch wenn sie unter maximaler körperlicher Anstrengung beobachtet wurden – kommen beim Tauchen in offenen Gewässern als weitere Ursachen einer Blutdruckerhöhung *Kälte* und eventuell *Angst* hinzu. Von gesunden normotonen Tauchern werden sie ohne Nachteile kompensiert. Bei Hypertonikern, auch bei der sog. *Grenzwerthypertonie*, muß mit einer evtl. erheblichen Blutdrucksteigerung beim Tauchen werden.

Als eine praktikable Methode erscheint uns die von Franz (1984) angegebene standardisierte ergometrische Untersuchung zur *Hochdruckdiagnose*. Auf einem *Fahrradergometer* wird der Proband in einem Leistungsbereich von 50–100 W belastet. Man beginnt mit 50 W und steigert alle 2 min um 25 W. Dieser Leistungsbereich entspricht alltäglichen körperlichen Belastungen. Bei höheren oder sogar maximalen Leistungsstufen ist der diastolische Blutdruck oft nicht mehr exakt meßbar. Die indirekte auskultatorische Blutdruckmessung entspricht weitgehend den direkten, intravasalen Werten. Selten kommt es zum sog. Null- oder Durchlaufphänomen, bei dem die diastolischen Geräusche bis zum Nullpunkt auskultiert werden können. In solchen Fällen muß zur Beurteilung des diastolischen Blutdrucks die Messung in der Erhohlungsphase nach Rückgang der Herzfrequenz herangezogen werden. Automatisch messende, elektronische Blutdruckgeräte eignen sich nicht zur exakten Messung des Blutdrucks während der Ergometrie.

Für die Altersklassen von 20–50 Jahren (Männer und Frauen) gilt als oberer *Grenzwert* bei 100 W ein Blutdruck von 220/100 mm Hg. Wichtig ist der Blutdruckwert am Ende der 5. Minute nach Belastung. Er soll die obere normotensive Grenze für den Ruheblutdruck von 140/90 mm Hg nicht überschreiten. Als pathologische Blutdruckreaktion im Sinne einer Hypertonie gilt, wenn mindestens 3 der 4 erhobenen Meßwerte die oberen Normwerte (200/100 mm Hg) bei 100 W bzw. 140/90 mm Hg in der 5. Erhohlungsminute überschreiten (s. Abb. 1). Bei Probanden unter 20 Jahren liegen die Normwerte tiefer. Für 14jährige ergibt sich ein oberer Grenzwert von 170/85 mm Hg.

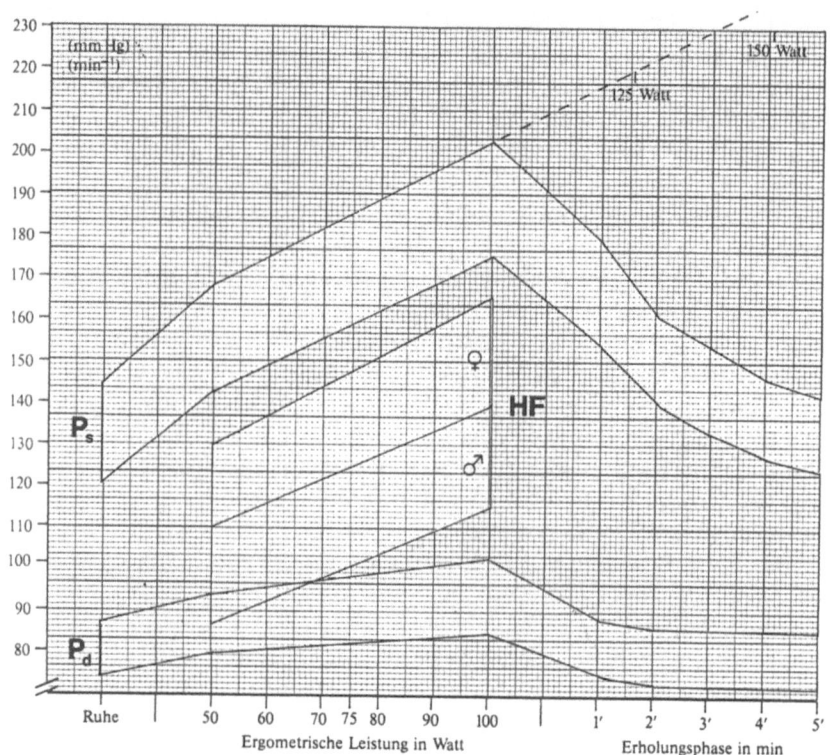

Abb. 1. Normalbereiche des RR (P_s systolisch, P_d diastolisch) und der Herzfrequenz (*HF*) für 20- bis 50jährige Frauen und Männer. (Aus Franz 1984)

Für den Altersbereich von 51 bis 70 Jahren müssen höhere Grenzwerte angenommen werden. Als praktikable *Faustregel* hat sich erwiesen: Für 50- bis 60jährige 195/105 mm Hg bei 75 W und 210/105 mm Hg bei 100 W; für 61- bis 70jährige 205/100 mm Hg bei 75 W und 220/110 mm Hg bei 100 W. In der 5. Erholungsminute sollte der Blutdruck 150/90 mm Hg erreicht oder unterschritten haben.

Diese standardisierten Werte gelten für die Tauglichkeit auch bei *medikamentös eingestellter Hypertonie*. Das heißt eine Hypertonie, die unter antihypertensiver Therapie den angegebenen Normwerten bei der Ergometrie entspricht, ist kein Hinderungsgrund zum Tauchen. Entscheidend ist vielmehr die Frage des Medikaments, die nicht einfach ist. Mebane u. McIver halten Thiazide, trotz der damit verbundenen Kaliumverarmung und Hypovolämie, für vertretbar, wenn es sich um eine Monotherapie handelt. Auch β-Blocker in kleinen Dosen, die die Leistungsbreite und Herzschlagfolge nur gering beeinflussen, werden beim Tauchen für vertretbar gehalten.

Tierexperimentell kommt es unter hyperbaren Bedingungen zu einem vermehrten Schlagvolumen und größeren Myokarddurchblutung, ohne Änderung der Vorlast. Zur Untersuchung dieses noch unklaren Phänomens wurde der β-Blocker Atenolol Ratten bei 5 bar Überdruck gegeben. Nach vorübergehender Bradykardie kam es ebenfalls zu einem erhöhten Schlagvolumen und zu einer Zunahme der myokardialen Durchblutung bei unverändertem Blutdruckverhalten (Risberg et al. (1994).

Prazocin und Terozocine sollten wegen der Gefahr der Orthostaseneigung nicht gegeben werden.

Kalziumantagonisten scheinen mit dem Tauchen sehr gut vereinbar, wenn sie sonst nebenwirkungsfrei vertragen werden. Eine periphere Vasodilatation kann zu vermehrtem Wärmeverlust führen.

Auch ACE („angio-tensin converting enzyme")-Hemmer scheinen mit dem Tauchen ebenfalls vereinbar, wenn auch ihre komplexen Systemwirkungen v. a. unter Überdruck noch nicht genügend erforscht sind.

Wenn zur Normalisierung einer Hypertonie mehrere Medikamentenarten nötig sind, sollte vom Tauchen abgeraten werden.

Im Rahmen der Gesamtbeurteilung sind natürlich die möglichen Folgeerscheinungen einer Hypertonie, insbesondere die koronare Herzerkrankung, zu berücksichtigen.

Hypotonie und vegetative Regulationsstörungen
Eine Hypotonie liegt vor, wenn der systolische Druck dauernd unter 110 mm Hg beim Mann und unter 100 mm Hg bei der Frau liegt sowie der diastolische Druck unter 60 mm Hg. Beim Tauchen kommt es durch die Hypotonie zu keinen nachteiligen Erscheinungen. Infolge der hydrostatischen Druckwirkungen wird er venöse Rückstrom eher gefördert und dadurch die Füllung des arteriellen System verbessert.

Bei der sog. *konstitutionellen Hypotonie* oder dem *orthostatischen Syndrom* besteht aber eine Einschränkung der Leistungsbreite, die besonders im Stehen und bei Belastung auftritt. Derartige Kandidaten können durch die Begleitumstände beim Tauchen, wie dem Tragen der Geräte und Ausrüstung, beeinträchtigt sein.

Nicht selten finden sich gerade bei jungen Menschen hypertone Regulationsstörungen im Sinne der *dynamisch-labilen Druckregelung*. Es besteht eine überschießende bzw. *hyperkinetische Kreislaufeinstellung* mit Tachykardie und hoher Blutdruckamplitude. Schon bei einer Belastung von 100 W kann es zu Blutdruckanstiegen über 200 mm Hg und diastolisch bis zu 130–150 mm Hg kommen. Da das Krankheitsbild weiter durch eine Reihe vegetativer Symptome geprägt ist und kein manifestes Hochdruckleiden besteht, wird es als *vegetative Regulationsstörung* besprochen. Nach Franz (1987 b) entwickelt sich aber bei 96 % dieser belastungspositiven *Grenzwerthypertoniker* innerhalb von 4 Jahren eine arterielle Hypertonie, auch unter Ruhebedingungen. Unter Umständen sind hier β-Rezeptorenblocker angezeigt.

In beiden Fällen, bei der hypotonen und hypertonen Regulationsstörung, sind aber *körperliches Training* besser als Medikamente (Christian 1970). Dennoch ist eine Eignung zum Tauchen nur in besonders gelagerten Fällen zu verantworten (s. Flack-Test, S. 59).

Zu den vegetativen Störungen gehört auch das *nervöse Atmungssyndrom*. Subjektiv bestehen Lufthunger und Engigkeit in der Brust mit Druckgefühl in der Herzgegend; pathophysiologisch liegt das Atemminutenvolumen durchschnittlich 96 % über dem Soll (Christian et al. 1955), bedingt durch eine rein funktionell erhöhte Atemfrequenz. Diese Personen sind beim Streckentauchen durch eine *Hypoxie nach Hyperventilation* besonders gefährdet (s. S. 10; Craig 1963; Ehm 1979 a, 1987 a, S. 76–81).

Vegetative Störungen sind meist *psychischer Natur*. Für die Sicherheit des Tauchers und seiner Begleitung ist aber eine psychische und vegetative Ausgeglichenheit eine der wichtigsten Voraussetzungen. Alle ins Gewicht fallenden vegetativen Störungen machen den Betroffenen zum Tauchen ungeeignet. Eine Erkennung der Möglichkeit derartiger Störungen wird durch den *Flack-Test* gegeben (s. Flack-Test, S. 59).

Krankheiten der peripheren Gefäße

Arterielle Verschlußkrankheiten sind im Rahmen des Gesamtgefäßsystems, insbesondere der Koronarien zu beurteilen. Entscheidend ist der Palpationsbefund der peripheren Pulse und die Ergometrie. In allen Zweifelsfällen ist eine dopplersonographische Untersuchung erforderlich. Nur bei normalen Ergebnissen bestehen keine Einwände gegen das Tauchen.

Eine Kontraindikation besteht für die Erscheinungen aus dem Formenkreis des *Morbus Raynaud*, da für sie die Kälte ein auslösender Faktor ist. Das gleiche gilt für die sehr seltene *Kälteangitis*. Durch Auftreten von Kälteagglutininen kommt es zu erhöhter lokaler Geringungsneigung.

Für die chronischen Venenerkrankungen, das *postthrombotische Syndrom* und den *varikösen Symptomenkomplex*, wirkt sich der hydrostatische Druck beim Tauchen durch die Kompression der peripheren

Venen eher günstig aus. Rezidivierende Lungenembolien bei diesen Erkrankungen stellen allerdings eine Kontraindikation dar.

3.4.3 Funktions- und Leistungsprüfungen

Ergometrie

Für die Erkennung der *Hypertonie* ist die ergometrische Belastung die Methode der Wahl. Wie im Abschnitt Hypertonie ausgeführt, ist zur Beurteilung des Blutdruckverhaltens eine Belastung bis 100 W ausreichend. Höhere Belastungen bringen keine besseren Aussagen. Der diastolische Blutdruck wird mit ansteigender Wattzahl zunehmend falsch zu niedrig gemessen (Franz 1984).

Zur Beurteilung einer *koronaren Herzkrankheit* sind aber, besonders bei Personen in guter körperlicher Kondition, höhere Belastungen unbedingt erforderlich. Auch zur Ermittlung der allgemeinen *kardiopulmonalen Leistungsbreite* ist eine *submaximale Belastung*, vor allem für trainierte und junge Kandidaten, notwendig.

Die kardiopulmonale Leistungsfähigkeit wird durch die *maximale Sauerstoffaufnahme* gegeben. Sie kann indirekt aus der *Pulsfrequenz* ermittelt werden, da zwischen Sauerstoffverbrauch und Herzfrequenz bei Gesunden mit zunehmender Leistung eine weitgehend lineare Beziehung besteht. Die maximale Herzfrequenz ist altersabhängig. Für die Bedingungen des Fahrradergometers wird sie als 220 minus Lebensalter angenommen. Zur Beurteilung der Tauchtauglichkeit wird eine *submaximale Leistung* mit einer Herzfrequenz von 200 minus Lebensalter als ausreichend angesehen.

Eine weitere Meßgröße für die Ergometrie ist die Bestimmung der „*physical working capacity* $_{170}$" (PWC$_{170}$; Wahlund 1948). Sie wird seit Holgren 1967 (zit. in Rutenfranz 1984), sprachlich richtiger, international als „rate of work (W) at heart rate 170" W$_{170}$ bezeichnet. Die „W$_{170}$" gibt in international gebräuchlichen Leistungsgrößen, nämlich kpm/min bzw. W, die Leistung an, die ein Proband bei einer Herzfrequenz von 170 Schlägen/min leistet oder leisten würde. Die von Wahlund beschriebene Methode beginnt bei null W und ist dadurch sehr zeitaufwendig. Die „W$_{170}$" läßt sich aber auch mit Steigerungsraten von 10 W/min (bei Risikopatienten) und 25 W/2 min bei einer Gesamtbelastungsdauer von 6 min ohne signifikante Abweichungen von Untersuchungen längerer Dauer zuverlässig ermitteln (Franz u. Mellerowicz 1982). Als Anfangsbelastung sollte eine Wattzahl von 1 W/kg Körpergewicht gewählt werden. Bei Probanden unter 60 Jahren soll die Herzfrequenz nach der letzten Leistungsstufe nicht unter 130 Schlägen/min liegen. Gegebenenfalls ist eine Leistungsstufe anzuschließen.

Die gemessenen Herzfrequenzen werden in Bezug zum Körpergewicht gesetzt. Die *normale Leistungsfähigkeit* des untrainierten Mannes bis zu 30 Jahren beträgt 3 W/kg Körpergewicht, bei einem Gewicht von 70 kg also 210 W. Für Frauen liegt sie bei 2,5 W/kg Körpergewicht. Dem Unterschied im Körpergewicht bzw. Muskelmasse zwischen Männern und Frauen wird dadurch Rechnung getragen.

Für die Beurteilung des Hochdrucks sind die Belastungswerte bis zu 100 W heranzuziehen (s. S. 53). Nur im submaximalen Bereich ist die O_2-Aufnahme eines Probanden unabhängig vom Trainingszustand (Franz 1993). Mit zunehmendem Alter nimmt die Leistungsfähigkeit ab der 3. Lebensdekade um etwa 1 %/Jahr oder 10 %/Jahrzehnt ab.

Die maximale Solleistung kann demnach nach folgender Faustregel berechnet werden:

Körpergewicht in kg mal 3 (für Männer; mal 2,5 für Frauen) minus 100 % pro Lebensdekade jenseits des 30. Lebensjahres. Der Aussagewert der „W_{170}" ist dadurch eingeengt, daß er vorwiegend für Gesunde zwischen 20 und 40 Jahren voll gültig ist.

In den Richtlinien der GTÜM (Anhang B) sind entsprechend der angesetzten submaximalen Leistung von 200 Schlägen/min minus Lebensalter die Normwerte mit 2,8 W/kg für Männer und 2,3 W/kg für Frauen eingesetzt. Die Werte beziehen sich somit auf ein Lebensalter unter 30 Jahren. Bei höherem Lebensalter sind sie entsprechend der oben angeführten Faustregel zu korrigieren. Es ist aber problematisch, die „W_{170}" nur aus einer Belastungsstufe errechnen zu wollen.

Nach Heitkamp et al. (1991) sind ergometrisch ermittelte Belastungsgrenzen zur Beurteilung der Schwimm- und damit auch der Tauchtauglichkeit nur eingeschränkt verwertbar. Die Empfehlungen der deutschen Sportärzteschaft von 1987 für die Mindestbelastbarkeit von Herzpatienten mit 1,25 W/kg erscheinen den Autoren nicht haltbar.

Untersuchungen bei 25 Koronarkranken nach Herzinfarkt von Giesler et al. (1980) über das Verhalten des Tauchreflexes mit Eintauchen des Gesichts in Ruhe und beim Streckentauchen bestätigten eine Bradykardie in Ruhe. Beim Streckentauchen war der Anstieg der Pulsfrequenz geringer als bei einer 50-W-Ergometerbelastung. Weiter trat eine Häufung von Extrasystolen auf, die eine belastungsinduzierte Rhythmusstörung mit 100 W/kg weit übertraf (s. S. 48).

Die Durchführung der Ergometrie muß an einem kalibrierten Ergometer vorgenommen werden, das den Standardisierungsbedingungen entspricht. Eingehende Empfehlungen zur Durchführung und Bewertung ergometrischer Untersuchungen sind dem Ergebnisbericht einer Klausurtagung in Titisee 1984 zu entnehmen (Löllgen u. Ulmer 1985).

Wenn die *Abbruchkriterien* berücksichtigt werden, sind Zwischenfälle ausgesprochen selten (Franz 1983 b). Bei mehr als 30 000 Untersuchungen an vorwiegend kardial Erkrankten gab es keinen einzigen Todesfall (Hallhuber et al. 1975). Bei ergometrischen Untersuchungen in 198 Untersuchungsstellen der BRD gab es keine schwerwiegenden Komplikationen (Franz 1988).

Spirometrie

Mit *zunehmendem Umgebungsdruck* erhöht sich durch die ansteigende *Dichte der Atemgase* der intrabronchiale Strömungswiderstand und damit die Atemarbeit. In 40 m Wassertiefe ist der Atemgrenzwert um 37 %, die Sekundenkapazität um 17 % gegenüber dem atmosphärischen Druck reduziert. Dies entspricht dem Bild einer „*obstruktiv-restriktiven Ventilationsstörung*". Bestehen vor dem Tauchen schon derartige Lungenfunktionsveränderungen, so kann es unter Wasser zu einer Potenzierung der Erscheinungen kommen (s. Abschnitt 3.4.1).

Für die Tauchtauglichkeit genügt zur Erfassung obstruktiver und restriktiver Ventilationsstörungen die Bestimmung der inspiratorischen Vitalkapazität (VC) und der Sekundenkapazität (FEV 1 – forciertes expiratisches Volumen in der 1. Sekunde), auch als *Tiffeneau-Wert* bezeichnet (Dragonat u. Drenckhahn 1974). Als FEV 1 % VC im Prozentsatz zur Vitalkapazität, am besten im Rahmen einer Flow-volume-Kurvenaufzeichnung, ist er ein Index der inspiratorischen Atemwegsobstruktion.

Als *Grenzwerte* nach den Richtlinien der GTÜM gelten die Referenzliste der Europäischen Gemeinschaft für Kohle und Stahl, die 1971 von der Arbeitsgruppe Arbeitshygiene und Arbeitsmedizin erstellt wurde.

Die Werte beinhalten eine *Streubreite* von 20 %. Für ermittelte Befunde bis zu 80 % der Grenzwerte besteht also keine Einschränkung der Tauglichkeit (Bühlmann, pers. Mitteilung 1988).

Flack-Test

Der Flack-Test wird in dem neuen Untersuchungsbogen der GTÜM 93 nicht mehr als Untersuchungsmethode aufgeführt, weil seine Validität der modernen Medizin fraglich erscheint und seine Durchführung am Nichtvorhandensein eines Quecksilberblutdruckmeßgerätes oft scheitert. Die Methode scheint mir aber nicht nur wegen ihrer einfachen Ausführung weiterhin erwähnenswert.

Der von Flack 1919 beschriebene Test ist eine in der Praxis leicht durchführbare Methode zur *Beurteilung der Kreislaufregulation* (Ehm 1987 a, S. 315–316). Sie entspricht der von Bürger u. Michel 1957 (zit. nach Mechelke u. Christian 1960) beschriebenen *Preßdruckprobe*. Mechelke u. Christian (1960), die weitere Untersuchungen hierzu durchführten, schreiben: „Besser als Stehversuche ist der Preßdruckversuch geeignet, eine Kreislaufinsuffizienz im allgemeinen und eine orthostatische Labilität im besonderen aufzudecken".

Für die *Durchführung* des Tests läßt sich ein Blutdruckapparat mit Quecksilbermanometer verwenden. Anstelle der Manschette wird ein Gummischlauch mit einem Glastubus angeschlossen. Auf den Glastubus lassen sich auswechselbare Pappmundstücke stecken.

Nach tiefer Inspiration expiriert der stehende Proband gegen den Druck dieses Manometers. Ein Druck von 40 mm Hg soll dabei so lange als möglich gehalten werden. Gleichzeitig wird die Pulsfrequenz laufend, jeweils für einen Zeitraum von 5 s gezählt. Liegen die Pulszahlen höher als 12 Schläge/5 s, gilt das Testergebnis als pathologisch. Das gleiche gilt, wenn der exspiratorische Druck von 40 mm Hg weniger als 40 s gehalten werden kann. Nach rein praktischen Erfahrungen wurde die Dauer des Preßdrucks für Frauen auf 30 s und für Jugendliche unter 15 Jahren auf 20 s begrenzt. Für diese Limitierung liegen keine experimentellen Untersuchungen vor (Ehm 1987 a, S. 316).

Der Test, der einem standardisierten Valsalva-Versuch entspricht, bedeutet eine *erhebliche Kreislaufbelastung und -umstellung*. Der wesentliche Faktor ist ein *verminderter venöser Rückstrom*. Bei Beginn des Pressens ist der arterielle Abstrom zunächst noch begünstigt. Mit der Steigerung des *intrathorakalen Druckes* kommt es zu einer zunehmenden *extrathorakalen Stauung*. Das dadurch verminderte Blutangebot an das Herz führt zu einer *Abnahme des Herzminutenvolumens*. Bei gleichzeitiger Röntgendurchleuchtung ließe sich dabei eine mit jedem Herzschlag zunehmende Verkleinerung der Herzsilhouette feststellen.

Diese Abnahme des Herzminutenvolumens kann nur durch *Erhöhung des peripheren Gefäßwiderstands* ausgeglichen werden. Über sehr komplexe Reflexmechanismen, ausgelöst durch einen gesteigerten Sympathikotonus, kommt es klinisch zur Tachykardie und zu einer Steigerung des Blutdrucks. Postpressorisch fällt der Blutdruck frühzeitig ab, weil der intrathorakale Druck plötzlich sinkt und das Herz kein vermehrtes Volumen auswerfen kann. Erst mit dem anschließenden vermehrten Blutangebot an das linke Herz führt die Schlag- und Minutenvolumenzunahme zu einer erheblichen postpressorischen Blutdruckerhöhung. Jede Senkung des arteriellen Mitteldrucks wird unter normalen Verhältnissen über Barorezeptoren mit einer entsprechenden Erhöhung des Pulses beantwortet (Thulesius 1974). Die Registrierung der Pulsfrequenz stellt so – wie von Flack angegeben – eine einfache und zuverlässige Möglichkeit zur Prüfung der Kreislaufregulation dar.

Abbildung 2 zeigt *verschiedene Reaktionsweisen des Pulses* beim Flack-Test. Bei normaler Reaktion steigt die Pulsfrequenz nur gering um 10–12 Schläge/5 s an und bleibt dann während des Pressens konstant. Bei ungenügender Reaktion steigt die Pulsfrequenz kontinuierlich steil an oder fällt nach anfänglichem Anstieg ab. Die Kurve der schlechten Reaktionsweise zeigt eine Pulsfrequenz von über 12 Schlägen/5 s (= 144 Schläge/min).

Bei *normaler Kreislaufregulation* wird der Flack-Test auch über 50–70 s lang mit einem Preßdruck von 40 mm Hg gut, und ohne unangenehme Begleit- oder Folgeerscheinungen durchgehalten. Ein drohender Kollaps kündigt sich durch das anfängliche Ansteigen der Pulsfrequenz an.

Weil der Flack-Test immer mit einer länger dauernden Apnoe verbunden ist, wird ihm gerne unterstellt, daß er als Lungenfunktionspro-

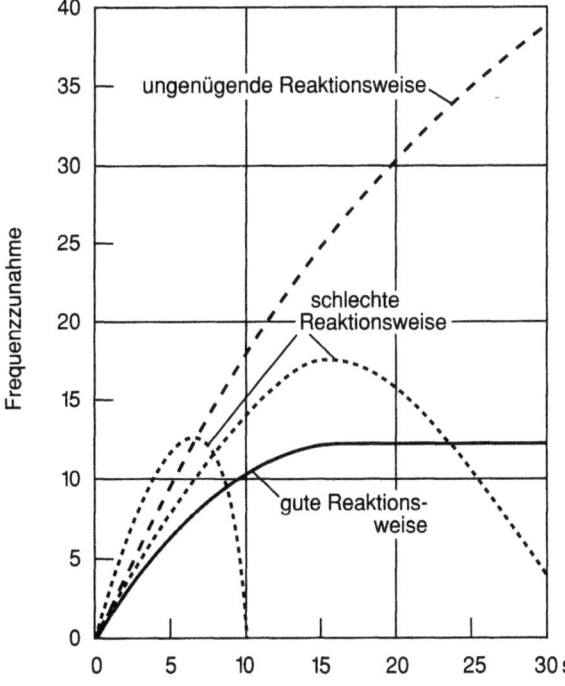

Abb. 2. Verschiedene Reaktionsweisen des Pulses beim Flack-Test. (Aus Mechelke u. Christian 1960)

be gedacht ist. Hierzu ist aber nach Ansicht aller Lungenphysiologen der Test nicht geeignet.

Kreislaufregulationsstörungen sind *neurovegetative Störungen*. Diese sind nicht selten Folgeerscheinungen von Infekten, besonders Virusinfekten, oder Begleiterscheinungen bei einer Fokaltoxikose (Sinusitis, chronische Tonsillitis). Am häufigsten sind sie aber psychogener Natur und symptomatischer Bestandteil des sog. neurovegetativen Syndroms.

Die meisten Tauchunfälle werden aber durch *menschliches Versagen verursacht* (Ehm 1987 a, S. 19). Hierzu neigen vor allem psychisch instabile Persönlichkeiten (s. 3.9.1, 3.9.2). Der Flack-Test bietet eine einfache und praktikable Methode, um psychisch und vegetativ unausgeglichene Kandidaten vom Tauchen fernzuhalten. Bei organisch bedingten vegetativen Kreislaufstörungen ist eine Tauglichkeit erst dann gegeben, wenn eine normale Kreislaufregulation wieder erreicht ist.

3.5 Abdomen und Urogenitalsystem

3.5.1 Abdomen

Besonderheiten beim Tauchen für den Verdauungstrakt sind durch das *zunehmende Gasvolumen beim Auftauchen* gegeben (s. Gesetz von Boyle-Mariotte, Abschn. 3.2.2). Da die Wandungen des Magens und des Intestinalbereichs sehr elastisch sind, kommt es normalerweise zu keinem Barotrauma. Diese Gefahr besteht aber dann, wenn Gasvolumina abgeschlossen werden, wie dies bei *Hernien* der Fall sein kann.

Bei *Inguinal- oder Bauchwandhernien* kann es beim Auftauchen leicht zur *Inkarzeration* kommen. Die im inkarzerierten Teil enthaltenen Gase dehnen sich beim Auftauchen erheblich aus. Ein Tauchen verbietet sich daher für solche Fälle. Bei *operierten Hernien* ist die Tauglichkeit erst nach genügender Belastbarkeit der Narben auszusprechen, die es erlaubt, Preßluftgeräte und Ausrüstungsgegenstände zu heben und zu transportieren.

Divertikel im Ösophagus enthalten zwar selten Luft, dagegen aber flüssige oder feste Speisereste. Hier besteht die Gefahr des Erbrechens und dann mit dem nächsten Atemzug Erbrochenes aspiriert werden.

Eine *Refluxkrankheit* ist in über 90 % durch ösophagastrische Hiatushernien (Hiatusgleithernien) bedingt. Sie treten mit zunehmendem Alter häufiger auf (Hafter 1988).

Neben den bekannten Symptomen, wie Sodbrennen, Aufstoßen und retrosternalem Beklemmungsgefühl (Pseudoangina pectoris), die oft lageabhängig sind, kann es während oder nach dem Tauchen auch zu Brechreiz und Erbrechen kommen (Ehm 1995).

Beim Tauchen wirkt der hydrostatische Druck stärker auf das Abdomen als auf den Thorax. Schon bei Immersionsversuchen haben Johnson et al. (1975) festgestellt, daß durch einen erhöhten Magen-Speiseröhren-Druckgradienten eine vermehrte Refluxneigung auftreten kann. Medikamente wie Anticholinergika (Atropin), Betaandrenergika (Fenoterol) und Nifedipin setzen den Verschlußdruck im unten Ösophagus herab (Blum u. Sievert 1981).

Eine Untauglichkeit für das Tauchen besteht für empfindliche Personen, die durch unter Wasser auftretende plötzliche Beschwerden zu übereiltem Aufstieg veranlaßt werden können.

Ein erster Schritt bei Kranken mit Hiatushernien ist die Aufklärung über die relative Harmlosigkeit ihres Leidens. Unterstützend können Antazida, auch kurz vor dem Tauchgang, gegeben werden, u. U. auch H_2-Blocker am Vorabend.

Paraösophageale Hernien bei abnorm weitem Hiatus und Verlagerung des Magens neben den Ösophagus in den Thorax sind eine absolute Kontraindikation. In Gegensatz zu den Gleithernien ist hier eine Operation angezeigt (Hafter 1988).

In sehr seltenen Fällen kann es zu *Rupturen des Magens* kommen. Russi et al. (1985) berichten über einen Riß der Magenwand mit Pneumoperitoneum nach einem Notaufstieg aus 72 m Wassertiefe. Von Margreiter et al. (1977) wurde eine Magenruptur bei einem 22jährigen Sporttaucher beschrieben. Bei ihm kam es bei einem Tauchgang bis 40 m Tiefe beim Auftauchen in 15 m Wassertiefe zu einer ballonartigen Luftauftreibung des Magens mit anschließendem Magenwandriß der kleinen Kurvatur. Wie spätere Tierversuche ergaben, erfolgen Einrisse nach Überdehnung des Magens immer an der kleinen Kurvatur.

Das beim Auftauchen zunehmende Luftvolumen im Magen kann *Schmerzen* und *Übelkeit* verursachen (Russi et al. 1985). Normalerweise wird die Luft durch Aufstoßen entleert, und die Beschwerden verschwinden. Unter bestimmten Umständen, z. B. bei Wechselatmung oder auch bei Störungen am Lungenautomaten (Vereisung) und in Paniksituationen, kommt es zu *Ärophagie*. Bei sehr rascher Aufblähung des Magens scheint es zu ventilartigem Verschluß der Kardia wie auch im gastroduodenalen Übergang zu kommen. In der Literatur sind bisher 7 Fälle von Magenrupturen beim Tauchen beschrieben worden.

Sciarli (1971) beobachtete öfter Fälle von Magenschmerzen und Brennen in der unteren Speiseröhre, die beim Schnorcheltauchen, besonders aber bei *Unterwasserjägern*, nach einem Aufenthalt in Wasser von

1-2 h auftraten. Diese Beobachtung bestätigt offensichtlich, daß der häufige Druckwechsel, wie er besonders bei Unterwasserjägern gegeben ist, eine *Refluxkrankheit* begünstigt.

Für *Ulkuskranke*, die eine stärkere Pylorusstenosierung haben, besteht im Prinzip die gleiche Gefahr für ein Barotrauma wie bei Hernien.

Bei *Divertikeln im Dünn- oder Dickdarm* wurden bislang nie Barotraumen beobachtet. Die Gefahr eines „air trapping" besteht hier offenbar nicht.

Divertikulitiden stellen ebenfalls keinen Hinderungsgrund zum Tauchen dar, wenn der entzündliche Schub abgeklungen ist.

Bei intraabdominellen Adhäsionen als Operationsfolgen oder partiellen Obstruktionen beim *Morbus Crohn* sind Beschwerden durch „eingefangene Luft" eher möglich.

Prinzipiell bildet aber ein *Anus praeter* nach *Ileo- oder Kolostomie* keine Kontraindikation. Die Kranken haben gelernt, mit ihrem Leiden zu leben. Das Tauchen kann für sie, wie auch für andere Behinderte, eine Gelegenheit sein, sich wieder gleichwertig zu fühlen. Das kann bei Partnerbeziehungen eine große Rolle spielen.

Gallensteine und symptomlose *Cholezystopathien* bilden keinen Hinderungsgrund zum Tauchen. Das gleiche gilt für kompensierte *Leber- und Pankreaserkrankungen*. Auch durch *Hämorrhoiden* gibt es beim Tauchen keine Beeinträchtigung.

Bei chronisch *entzündlichen Darmerkrankungen*, dem *Morbus Crohn* und der *Colitis ulcerosa*, kann zum Tauchen nur geraten werden, wenn über längere Zeit Symptomlosigkeit besteht.

Entzündliche Darmerkrankungen mit starken Durchfällen sind im allgemeinen eine passagere Kontraindikation. Zu berücksichtigen ist, daß sie zu erheblichen Flüssigkeitsverlusten führen können.

3.5.2 Urogenitalsystem

Kandidaten mit *akuten* oder *chronisch-spezifischen* (tuberkulösen) *Erkrankungen* im Bereich der *Nieren* und *ableitenden Harnwege* sind selbstverständlich zum Tauchen nicht geeignet. Ebensowenig sind es Erkrankungen, die mit einer dekompensierten Niereninsuffizienz einhergehen.

Unter den Anomalien ist die polyzystische Degeneration *(Zystenniere)* ein Ausschlußgrund, da auch leichte Traumata zum Einreißen der Zysten führen können.

Solitäre Nierenzysten, die mit der verbreiteten Anwendung der Ultraschalluntersuchung immer häufiger gefunden werden, bilden keinen Hinderungsgrund zum Tauchen.

Bei *Doppelnieren, Verschmelzungsnieren (Hufeisenniere)* oder *Nierendystopie* bestehen ebenfalls keine Bedenken. Auch nicht bei *Einzelnieren*, angeboren oder postoperativ. Dies immer insofern, als keine Niereninsuffizienz besteht.

Bei chronischen Formen der *Glomerulonephritis* und *Pyelonephritis* ist eine gute Nierenfunktion als Voraussetzung einer Tauglichkeit zu fordern.

Nierensteine stellen eine Kontraindikation dar, wenn sie sich in abgangsfähiger Position befinden. Unter Wasser könnte eine Nierensteinkolik u. U. zu einem übereiltem Aufstieg führen. Bei *Uretersteinen* besteht bis zum Abgang der Konkremente passagere Untauglichkeit.

Kandidaten mit *malignen Neubildungen* der Nieren und ableitenden Harnwege *(Hypernephrom, Karzinom der Nieren und Harnwege)* ist grundsätzlich vom Tauchen abzuraten. Abgesehen von der meist ernsten Prognose der Erkrankung an sich, ist der Vorgang der Stickstoffsättigung und -entsättigung in diesen meist stark vaskularisierten Geweben nicht sicher geklärt.

Ein Zustand nach operativ angelegten *Urinfisteln* im Bereich der oberen Harnwege schließt eine Tauglichkeit nicht aus.

Eine erhöhte Neigung zu Dekompressionserscheinungen besteht auch bei einem *Zustand nach Nierentransplantation*. Da diese meist auch mit einer Niereninsuffizienz verbunden ist, ist sie als eine absolute Kontraindikation anzusehen. Das gleiche gilt für *Dialysepatienten*.

Für das *Blasenkarzinom* gelten die gleichen Bedenken wie für die erwähnten Neubildungen der Niere und ableitenden Harnwege. Bei *Blasenpapillomen* ist das Ausmaß der Neubildungen entscheidend. *Blasensteine* sollten vor dem Tauchen entfernt werden.

Bei einer *akuten Prostatitis* sollte wegen der Kälteeinwirkung erst nach ihrer Ausheilung das Tauchen wieder gestattet werden.

Ein *Prostataadenom* ohne wesentliche Störung für die Harnentleerung bildet keine Kontraindikation.

Ein passagerer Hinderungsgrund sind alle akut entzündlichen Erkrankungen im Genitalbereich, wie *Urethritis, Epididymitis* und *Orchitis*.

Hydrozelen, Spermatozelen und *Varikozelen* sind kein Hinderungsgrund für die Tauglichkeit.

Beim Apnoetauchen, besonders bei *Unterwasserjägern*, die laufend über Stunden auf- und abtauchen, kommt es zu einer *vermehrten Diurese*. Das ist bei Langstreckenschwimmern selbst in kalten Gewässern nicht der Fall. Die Kälteeinwirkungen haben, abgesehen vom anfänglichen Kältereiz, keinen diuretischen Effekt. Durch eine Immersion allein, vermehrt aber durch häufigen hydrostatischen Druckwechsel, wird ein Teil des Blutvolumens aus der Peripherie, vorwiegend aus den Venengebieten, in die Thoraxorgane verschoben. Das Blutmehrangebot an den rechten Vorhof führt, wahrscheinlich über dessen Dehnung, zur Freisetzung des atrial-natriuretischen Hormons oder Faktors (ANF), einem Peptid, das in der Niere zur Steigerung der Natriurese und Diurese führt (Drexler 1988).

3.6 Schwangerschaft und gynäkologische Besonderheiten

In Tierversuchen treten nach Aufenthalten unter erhöhten Umgebungsdrücken Gasbläschen in Föten, in den Muttertieren und in der Plazenta auf (McIver 1968; Fife et al. 1980; Barthélémy 1965). Die *Inzidenz von Fruchtschäden* steigt mit zunehmendem Druck.

Experimentelle Versuche am Menschen gibt es aus verständlichen Gründen nicht. In Amerika wurde von Bolton (1980) eine Befragung von 108 Taucherinnen durchgeführt. Die Rate der *Fehlgeburten* lag bei ihnen nicht höher als in der Durchschnittsbevölkerung. Die Anzahl der *Mißbildungen* war aber mit 10 % weit höher als die allgemeine Mißbildungsrate von 2 %. Über die schwersten Fälle, ein Fall mit Mißbildungen der Hände und einer mit multipler Wirbelmißbildung, wurde von Frauen berichtet, die mehr als 33 m tief getaucht hatten.

Eine ähnliche Befragung wurde 1980 in England von Betts (1987) über die Tauchzeitschrift *Diver* veranlaßt. Bei 80 Taucherinnen, die auf die Umfrage geantwortet hatten, betrug die Fehlgeburtsrate 11 %. Bei Frauen, die über 30 m tief getaucht hatten, gab es bei 16 %, bei denen, die weniger tief getaucht waren, bei 6 % der Befragten Mißbildungen. Betts vertritt nun die Ansicht, daß schwangere Frauen bis zu einer Tiefe von 20 m tauchen können, wenn sie gleichzeitig die Nullzeiten um 5 min verkürzen. Das letztere schon deshalb, um eine eventuelle Rekompressionsbehandlung bei Auftreten von Dekompressionserscheinungen weitgehend auszuschließen.

Betts fand weiter, daß 36 % der befragten Frauen in Unkenntnis ihrer Schwangerschaft getaucht hatten.

Bakkevig et al. (1989) hatten 68 skandinavische Sporttaucherinnen mit insgesamt 100 Schwangerschaften befragt. 34 von ihnen hatten in der Schwangerschaft getaucht, 6 mit Dekotauchgängen; 11 hatten tiefer als 20 m, 3 tiefer als 30 m getaucht. Von diesen 34 Müttern wurden 5 Kinder mit Anomalien geboren. Damit war die Anomalierate 10mal höher als in der Kontrollgruppe, wobei allerdings die allgemeine Mißbildungsrate in Schweden von 1 % nicht berücksichtigt wurde. Statistisch lag damit die Mißbildungsrate skandinavischer Taucherinnen höher als von anderen Untersuchern berichtet. Eine mögliche Ursache hierfür wurde von den Autoren in den Streßbedingungen durch die Kälte skandinavischer Gewässer gesehen.

Die Autoren kamen zu dem Ergebnis, daß eine Fruchtschädigung durch erhöhte N_2- und O_2-Drücke wahrscheinlich sehr gering ist, wenn nicht tiefer als 10 m getaucht wird.

Im fetalen Kreislauf können Gasblasen über das offene Foramen ovale und den Ductus botalli direkt in den arteriellen Kreislauf gelangen. Die Möglichkeit eines Ausfilterns der Gasbläschen über die Lungen besteht beim Fötus nicht.

In Tierversuchen mit Schafen, deren Kreislaufverhältnisse den Menschen ähnlicher sind als die von Hunden, konnten dennoch von Nemiroff et al. (1981) keine Gasblasen im Fötus, wohl aber bei der Mutter festgestellt werden. Diese Ergebnisse wurden von Powell u. Smith (1985) nicht bestätigt. Sie konnten in Venen und Arterien der Plazenta, ebenfalls dopplersonographisch, Gasblasen nachweisen, obwohl die Expositionszeiten (49 m Tiefe für 5–15 min) geringer waren als bei den Versuchen von Meniroff. Die Menge der Gasbläschen waenr bei den Muttertieren höher als im Kreislauf der Feten, auch wenn bei den Muttertieren keine Erscheinungen einer Dekompressionserkrankung aufgetreten waren. In Fällen von Dekompressionserscheinungen wurden bei den Feten als erste Zeichen kardiale Arrhythmien beobachtet.

All diese Ausführungen machen die Problematik der Frage deutlich, ob in der Schwangerschaft getaucht werden kann oder nicht. Wenn man die Ergebnisse zweier Arbeitsgruppen der Undersea and Hyperbaric Medical Society zu diesem Thema vergleicht, wird eine Antwort auf diese Frage auch nicht erleichtert.

Der 1. Workshop dieser Gesellschaft kam 1978 zu der Entscheidung, *Frauen während der Schwangerschaft vom Tauchen abzuraten*, solange keine gegenteiligen gesicherten Ergebnisse vorliegen.

Der 2. Workshop 1986 (Fife 1987) gelangte nicht mehr zu so einhelliger Meinung. Das wissenschaftliche Gremium bestand in der Mehrzahl aus Frauen. Es wurde festgestellt, daß die teils widersprüchlichen Tierversuche nicht ohne weiteres auf den Menschen übertragbar sind. Wesentliche neue Erkenntnisse waren seit 1978 nicht mehr hinzugekommen. Die Arbeitsgruppe kam zu folgender Auffassung: *Eine klare ärztliche Entscheidung ist zur Zeit nicht möglich.* Auf die häufige Frage von Taucherinnen an den Arzt: „Kann ich ohne Bedenken in der Schwangerschaft tauchen?", sollen die Möglichkeiten von Fruchtschäden nach dem heutigen Kenntnisstand deutlich gemacht werden. Die endgültige Entscheidung muß die Taucherin dann selbst treffen.

Von gynäkologischer Seite (Piechotta 1988, persönliche Mitteilung) ist als *absolute Kontraindikation* für das Tauchen das *erhöhte Abortrisiko* anzusehen, wie es nach *hormonellen Sterilitätsbehandlungen* oder *wiederholten Frühaborten* besteht. Auch nach vorangegangener *Extrauterinschwangerschaft* oder nach *operativen Sterilitätsbehandlungen* an Tuben und Uterus, sollte entschieden vom Tauchen abgeraten werden. Das Gleiche gilt für die *Mehrlingsschwangerschaften.*

Die Unsicherheit der ärztlichen Beurteilung des Tauchens bei Schwangerschaft bezieht sich ausschließlich auf das Tauchen mit Atemgerät. Für das Schnorcheltauchen, wie es von den Amas in Korea und in Japan seit 1500 Jahren ausgeübt wird, bestehen keine Bedenken. Als die unumstrittenste Sportart für Frauen in der Schwangerschaft gilt unter den Frauenärzten ja auch das Schwimmen.

Mit der zunehmenden Emanzipation der Frauen verwischen sich, außerhalb der Schwangerschaft, auch für das Tauchen die *Unterschiede der Geschlechter* mehr und mehr. Die *zyklusbedingten hormonalen Einflüsse* bei der gesunden Frau sind zu vernachlässigende Faktoren. In der *Streßbeantwortung* zeigen sich experimentell keine grundlegenden Unterschiede zwischen Männern und Frauen (Nuneley 1987). *Psychische Reaktionsweisen* von weiblichen Tauchern unterscheiden sich nicht von denen der Männer (Morgan 1987). Frauen sind auch nicht, wie fälschlich einmal behauptet wurde, anfälliger für eine *Dekompressionskrankheit* als Männer (Zwingelberg et al. 1987).

Die *Periodenblutungen* sind heute, bei Verwendung von Tampons, kein Hinderungsgrund mehr zum Tauchen. Die Befürchtungen mancher Frauen, durch Blutspuren vermehrt Haie anzulocken, sind realiter unbegründet. Unter *Antikonzeptiva* (Pille) kommt es zu einer vermehrten Koagulabität des Blutes. Dadurch kann eventuell eine größere Anfälligkeit für eine Dekompressionskrankheit bestehen.

Bei ausgeprägten und teilweise auch therapieresistenten *Dysmenorrhöen* sollte zumindest während der Zeit der Periode vom Tauchen abgeraten werden. Bei Einnahme von Medikamenten müssen deren Wirkungen und Nebenwirkungen berücksichtigt werden (s. Abschn. 2.5).

Die *Prämenopause* und *Menopause* sind häufig mit einer teils erheblichen vegetativen und psychischen Begleitsymptomatik verknüpft.

Hier sollte nur symptomarmen Kandidatinnen zum Tauchen geraten werden.

In Mammaimplantaten (salinische oder aus Silicon) entstehen experimentell Gasblasen. Im Sporttauchbereich werden die Implantate aber i. allg. komplikationslos vertragen (Parker 1994).

3.7 Bewegungsapparat

3.7.1 Wirbelsäule

Im und unter Wasser sind, bedingt durch die Gewichtslosigkeit unseres Körpers, unsere Bewegungsabläufe deutlich erleichtert. Deshalb ist bei vielen Schäden des Bewegungsapparates der Aufenthalt im Wasser angenehmer.

Dies gilt vor allem für die Wirbelsäule. Bei *Morbus Scheuermann* wird vom Hochleistungssport und allen technischen und die Wirbelsäule belastenden Sportdisziplinen abgeraten. Schwimmen ist dagegen therapeutisch nützlich. Dasselbe gilt für das Tauchen, auch wenn man die Belastung der Wirbelsäule durch das vorübergehende Tragen der Preßluftflaschen miteinschließt.

Skoliosen oder *Kyphosen*, die zu einer wesentlichen Einschränkung der Lungenfunktion führen, sind dagegen nicht zum Tauchen geeignet.

Bei Veränderungen der Wirbelsäule wie *Spondylarthrosen, Osteochondrosen, Wirbelgleiten* oder *Spina bifida* ist nicht der röntgenologische Befund ausschlaggebend, sondern ausschließlich die Funktionsfähigkeit der Wirbelsäule. Derartige Veränderungen finden sich auch bei Hochleistungssportlern mit voller Leistungsfähigkeit.

Bandscheibenschäden führen vorübergehend. im Stadium einer akuten Wurzelkompression, wie beim *Lumbago* zur Tauchuntauglichkeit.

3.7.2 Extremitäten

Arthrosen bilden dann einen Hinderungsgrund, wenn die Gelenkfunktion weitgehend oder schmerzhaft eingeschränkt ist. Bei Wettkämpfen im *Langzeitflossenschwimmen* kann es, wie bei allen Sportarten mit einseitiger und unphysiologischer Gelenkbelastung, zu Arthrosen der Fußgelenke kommen (Reimann 1981).

Habituelle Luxationen, beispielsweise des Schultergelenks, sind eine Kontraindikation zum Tauchen. Sie führen, wenn sie unter Wasser auftreten, wegen der erheblichen Schmerzhaftigkeit, zu übereiltem Aufstieg.

Im allgemeinen gelten nach heutiger Ansicht sportliche Betätigungen mit physiologischer Belastung als funktionserhaltend. Das gilt nicht für *Gelenkprothesen*. Hier können sportliche Belastungen die zu erwartende Funktionsdauer des Kunstgelenks beträchtlich verkürzen. Belastungen in diesem Sinne sind aber beim Tauchen nicht gegeben.

Es ist auch nicht erwiesen, wie verschiedentlich angenommen, daß im Bereich *operierter Gelenke* oder in *posttraumatischen Arealen* im Skelettsystem eine vermehrte Neigung zur *Dekompressionskrankheit* besteht (Drucker 1987).

Aseptische Knochennekrosen sind bei Berufstauchern und Druckluftarbeitern mit langen Expositionszeiten häufig. Sie sind oft mit der Symptomatik der sog. *Bends* verbunden. Bei Sporttauchern sind sie wegen der meist kurzen Tauchzeiten sehr selten. Nach häufigen Wiederholungstauchgängen sollen Bends aber auch schon gelegentlich bei Sporttauchern aufgetreten sein (von Laak 1991 und S. 106).

Im Grundsatz 31 der Richtlinien der Berufsgenossenschaft werden aseptische Knochennekrosen nicht ausdrücklich (s. Anhang C, Absatz 3.3.1.1, und Abschn. 2.4) als Ausschlußkriterien angeführt. Es ist auch bisher nicht erwiesen, daß bei festgestellter aseptischer Knochennekrosen weitere Läsionen auftreten, wenn das Tauchen fortgesetzt wird (McCallum 1975). Sporttaucher, bei denen Bends in der Vorgeschichte aufgetreten sind und aseptische Knochennekrosen nachgewiesen wurden, sollten zu besonderer Vorsicht und peinlich gewissenhafter Beachtung der Auftauch- und Dekompressionszeiten ermahnt werden.

Einseitig Bein- oder Armamputierte sind durchaus in der Lage, den wesentlichen Anforderungen beim Tauchen zu genügen. Auch mit Deformitäten der Extremitäten – u. a. *Thalidomid-* (Contergan)- *Embryopathiefolgen* – kann entsprechend den Umständen getaucht werden (weiteres s. Abschn. 3.10: „Besonderheiten bei Behinderten").

Nach Knochenfrakturen empfiehlt Parker (1995) ein Aussetzen mit dem Tauchen für die doppelte Zeit, die eine Konsolidierung normalerweise benötigt. Als Faustregel schlägt er vor, nochmals für den gleichen Zeitraum, der für Gips oder Bandagen erforderlich war, mit dem Tauchen auszusetzen.

3.8 Stoffwechsel- und Bluterkrankungen

3.8.1 Diabetes mellitus

Die Taugtauglichkeit von Diabetikern wird in der Sportmedizin nach wie vor kontrovers beurteilt. Das liegt einmal an dem Krankheitsbild des Diabetes, das nicht als nosologische Einheit, sondern als ein klinisches Syndrom angesehen werden muß. Das scheinbar einfache Krankheitsbild beim Erwachsenen ist in Wirklichkeit sehr facettenreich (Pfeiffer et al. 1987).

Nach der klinischen Erfahrung wird beim Diabetiker die *Stoffwechseleinstellung* durch Ausdauerbelastungen gebessert (Schnabel 1987). So gibt es auch Hochleistungssportler von Weltklasseformat mit insulinabhängiger Diabetes. Und es gibt ebenfalls diabeteskranke Sporttaucher, die seit Jahren ohne Komplikationen tauchen.

Die Hauptgefahr für einen Diabetiker liegt in dem möglichen Auftreten einer *hypoglykämischen Reaktion* unter Wasser. Diese Gefahr besteht in erster Linie für die insulinabhängigen juvenilen Diabetiker, heute als *Diabetiker Typ I* bezeichnet. Das *Gleichgewicht im Kohlenhydratstoffwechsel* wird durch die Insulingabe und die gegenregulatorischen Faktoren, vorwiegend das Glukagon und das Adrenalin, bestimmt. Mit dem Beginn einer körperlichen Belastung fällt beim Nichtdiabetiker der Insulinspiegel auf basale Werte ab. Die Glukosefreisetzung aus der Leber kann nun gesteigert werden, um die arbeitende Muskulatur ausreichend zu versorgen und den Blutspiegel konstant zu halten. Der insulinspritzende Diabetiker hat dagegen ein subkutanes Depot, aus dem Insulin ungeregelt in das Blut abgegeben wird. Diese Insulindosis, die bei körperlicher Aktivität den Blutzucker konstant hält, wird in der Belastungsphase zu hoch, und der Blutdruck fällt ab (Schnabel 1987).

Durch eine erhöhte Kohlenhydratzufuhr vor und während der Belastung und eine Reduktion der Insulindosis kann ein Diabetiker Typ I sein *Glukosegleichgewicht* halten, wenn die Belastungen konstant und berechenbar sind. Beim Tauchen muß aber immer mit unvorhersehbaren Belastungen gerechnet werden.

Goldgewicht et al. (1983) fanden in einer Studie, daß von 172 befragten Diabetikern Typ I 60 % angaben, wenigstens einmal im Monat eine leichte *Hypoglykämie* gehabt zu haben; 26 % berichteten über schwere hypoglykämische Reaktionen im vorangegangenen Jahr. Nach Gin et al. (1984) hatten von 100 Diabetikern Typ I 90 % hypoglykämische Zustände, von denen fast 55 % komatös wurden (referiert nach Bradley 1987). Bradley kommt zu dem Schluß, daß Hypoglykämie beim Diabetes Typ I eher die Regel als die Ausnahme und schwere, mit Koma verbundene Verläufe durchaus geläufig seien.

Es ist nach diesen Ausführungen nur allzu gut verständlich, daß das Tauchen für Diabetiker Typ I lebensbedrohlich sein kann, wenn unter Wasser hypoglykämische Reaktionen auftreten. Prinzipiell ist aus diesen Gründen ein *Kandidat mit Diabetes Typ I nicht tauglich.*

Wir schließen uns dieser Meinung von Bradley an, aber auch den *Einschränkungen*, die von ihm eingeräumt wurden. Jeder Kandidat ist individuell in der Beziehung zu seiner Krankheit, ihrem Schweregrad, ihren Einstellungs- und Überwachungsmöglichkeiten zu sehen. Die Kooperation des Kandidaten und die Kenntnisse über seine Krankheit unter den ungewohnten Umgebungsverhältnissen beim Tauchen sind Voraussetzungen, wenn doch eine Taucherlaubnis gegeben werden soll. Mit anderen Worten kann einem disziplinierten Diabets-Typ-I-Kandidaten zum Tauchen geraten werden, wenn bei ihm noch keine Gefäßveränderungen bestehen, wenn er in der Lage ist, unter eigener Blutzuckerkontrolle seine Stoffwechselstörung im Gleichgewicht zu halten und wenn er in den letzten Jahren keine hypoglykämischen Zustände hatte. Wie für das Tauchen in der Schwangerschaft muß auch hier eine gewisse Selbstverantwortung gefordert werden.

Für einen *Diabetiker Typ II* (früher als Erwachsenendiabetes bezeichnet), der insulinabhängig geworden ist, werden solche Ausnahmen nicht in Frage kommen. In diesem Stadium fallen die fast zwangsläufig auftretenden Komplikationen des Gefäßsystems ins Gewicht. Zu den Mikroangiopathien, wie der Retinopathie und der Nephropathie, kommt in diesem Stadium auch meist die diabetesinduzierte Arteriosklerose der großen Gefäße hinzu. In vielen Fällen ist sie auch noch mit einer Hypertonie verbunden. Mit dem Ausmaß der vaskulären Veränderungen und dem zunehmenden Alter steigt die Inzidenz für eine Dekompressionskrankheit. Beim diabetischen Hypertoniker ist weiter zu berücksichtigen, daß die meisten Antihypertonika, bis auf ACE-Hemmer und Prazosin, die Glukosetoleranz verschlechtern.

Bei Kandidaten mit Diabetes Typ II, die diätetisch oder auch mit Tabletten gut eingestellt sind, bestehen keine grundsätzlichen Einwände gegen das Tauchen. Als Voraussetzung gilt, daß keine der erwähnten Spätkomplikationen des Diabetes vorliegen.

Zu dieser Kategorie gehören auch die sehr seltenen *Diabetiker der MODY-Gruppe* („*m*aturity *o*nset type *d*iabetes of *y*oung people"). Es handelt sich hier um einen familiären, milde verlaufenden Diabetes im Sinne von Typ II, der aber schon in der Jugend beginnt und ohne Spätkomplikationen verläuft (Seige 1987).

Sehr detaillierte Empfehlungen wurden vom Medical Committee des British Sub-Aqua Club herausgegeben, die von Welslau (1992) in 12 Regeln für tauchtaugliche Diabetiker zusammengefaßt wurden.

3.8.2 Adipositas

Der Diabetes Typ II ist oft mit einer Übergewichtigkeit kombiniert. Von der Übergewichtigkeit ist seit Anfang des Jahrhunderts her bekannt, daß bei ihr eine Neigung zu vermehrter *Anfälligkeit für die Dekompressionskrankheit* besteht. Boycott u. Damant (1908) hatten dies damals an Versuchstieren nachweisen können. Bekanntlich ist die Löslichkeit von Stickstoff in Fetten 5mal größer als in Wasser. Fett gehört zu den sog. langsamen Geweben, in denen nach atmosphärischem Überdruck am meisten Stickstoff gelöst ist. Die *Entsättigung des Fettgewebes* bei er Dekompression vollzieht sich deshalb besonders langsam.

Nach Untersuchungen von Dembert et al. (1984) an amerikanischen Marinetauchern bestand bei Übergewichtigen ein signifikantes Risiko zur Dekompressionskrankheit. Es war bei Männern mit stärkerer Hautfaltenbildung im Abdominalbereich 5- bis 6mal höher als beim Durchschnitt aller Marinetaucher.

Ein Übergewicht von mehr als 30 % nach Broca (Körpergröße in cm minus 100 = Sollgewicht) gilt nach den berufsgenossenschaftlichen Richtlinien als Ausschlußkriterium. Diese Grenzen können auch als Anhaltspunkt für die Beurteilung von Sporttauchern dienen (s. auch Abschn. 3.1.2).

3.8.3 Fettstoffwechselstörungen

Unter den *Hyperlipoproteinämien* ist v. a. *Hypercholesterinämie* mit den Folgen einer allgemeinen Arteriosklerose belastet. Der Status der Koronar-, Hirn- und peripheren Gefäße ist hier für die Beurteilung entscheidend.

Die *Hyperurikämie*, als eine hereditäre Störung des Purinstoffwechsels mit ihrem Krankheitsbild *Gicht*, muß ebenfalls im Rahmen des Gesamtbildes beurteilt werden.

Irgendwelche Einflüsse auf diese Stoffwechselstörungen durch das Tauchen sind bislang nicht bekannt.

3.8.4 Hämatologie

In den Richtlinien der GTÜM ist die Bestimmung des *Hämoglobins*, der *Erythrozyten* und der *Leukozyten* sowie der *BKS* gefordert. Diese Untersuchungen dienen vorwiegend zur zusätzlichen Orientierung im Sinnes eines Screenings.

Eine Untauglichkeit besteht bei *Polyzytämien* und *Leukämien*, weil die Versorgung der Endstrombahn durch das erhöhte Zellvolumen verschlechtert ist. Dadurch ist die Stickstoffelimination in der Auftauchphase erschwert und die Tendenz zur Dekompressionskrankheit vergrößert.

Bei *Anämien* ist die Leistungsfähigkeit herabgesetzt. Sie sollen ursächlich abgeklärt werden. Nach ihrer Besserung bestehen keine Bedenken gegen das Tauchen. Als unterer Grenzwert kann ein Hämoglobin von 12 g% (7,45 mmol/l) gelten.

Bei Hämoglobulinopathien, wie sie in der Bevölkerung von Südindien, Afrika, im mittleren Osten und in der Karibik vorkommen, werden wechselnde O_2-Drücke schlecht vertragen.

Die Gruppe der Sichelzellanämie, der HbSC, der HBCC oder der Thalassaemia major sind zum Tauchen nicht geeignet. Bei O_2-Mangel kommt es durch intravasale Sichelzellbildung zur Erythrostase und multiplen Thrombosierungen.

Bei Personen mit einem Glukose-6-Phosphat-dehydrodrogenase-Mangel (unter Mittelmeerrassen) besteht das Risiko von Hämolysen bei höherem O_2-Druck. Dieses Risiko erscheint aber bei Tauchern potentiell größer, als es der klinischen Erfahrung im allgemeinen entspricht.

Für *Hämophile* verbietet sich das Tauchen, da schon Mikrotraumen zu unstillbaren Blutungen führen.

3.9 Psyche und Zentralnervensystem

3.9.1 Psyche

In den U. S.-Statistiken wird die größte Gruppe der Todesfälle von Sporttauchern für die Jahre 1976–1985, mit insgesamt 205 Fällen, unter der Bezeichnung: „Mögliche Erschöpfung, Embolien oder Panik" angeführt (McAniff 1985). Rechnet man hierzu die 123 Fälle der diagnostizierten Lungenbarotraumen, für die ja meist Panik die Ursache ist

(s. Abschn. 3.4.1), so ergeben sich 328 tödliche Tauchunfälle. In der Gesamtzahl der 402 Todesfälle dieser Jahre, die aus sog. „gesundheitlichen Gründen" („medical causes") eintraten, sind dies 75 %. Der Anteil dieser Gruppe, der aus „möglicher Erschöpfung" zu Tode kam, ist sicher gering. Diese statistisch relevante Zahl von 75 % entspricht auch früheren Annahmen und Schätzungen, daß gut 3/4 aller tödlichen Tauchunfälle durch menschliches Versagen oder „Panik" verursacht werden. Menschliches Versagen ist begleitet von Angstreaktionen, Angstzuständen, die oft in eine Panik münden.

Unter Panik wird üblicherweise eine plötzliche ausgelöste „Bewußtseinseinschränkung" mit zum Teil völlig sinnlosen primitiven Abwehr- und Fluchtreaktionen sowie Erregungs- und Hemmungszuständen verstanden, verstärkt durch ein Gefühl von globaler Hilflosigkeit. Da die darauf resultierenden Handlungen dem gewünschten Zweck entgegenstehen, werden sie zur eigentlichen Ursache von an sich abwendbaren Katastrophen.

Die Gründe, warum bei einer Sportart wie dem Tauchen die Panikattacke eine zahlenmäßig so große und fatale Rolle spielt, sind nach Bachrach (1978) im *„Streß"* zu sehen, der beim Tauchen in der dem Menschen fremden Umwelt unter Wasser entsteht. Streß kann als eine Störung des Gleichgewichts der Homöostase gesehen werden, bei dem durch die bekannten Reaktionen versucht wird, wieder ein Gleichgewicht herzustellen. Im Gegensatz zum Tier sucht der Mensch besonders in der Industriegesellschaft dieses Ungleichgewicht auch ohne Notwendigkeit. So wählt er heute mehr und mehr Sportarten mit erhöhtem Risiko, wie Wildwasserfahren, Drachenfliegen, Steilwandklettern, riskante alpine Skiabfahrten und auch das Tauchen. Die Motivation hierzu kann zum Teil in der Langeweile gesehen werden, die nach Bachrach ebenfalls als Streß anzusehen ist.

Wegen der großen Bedeutung von psychischen Reaktionen des Tauchers erscheint es notwendig, dem Angsterleben und der Panik beim Tauchen größeren Raum zu widmen.

3.9.2 Psychische Aspekte der Tauchtauglichkeit
(S. Schiöberg-Schiegnitz)

Nicht nur körperlich-organische Schwachstellen bzw. Krankheiten stellen ein Gefahrenpotential beim Sporttauchen dar, sondern wesentlich bedeutender ist der psychische Faktor. Unter den Unfallursachen liegen technische Fehler bei 7,4 % (DAN-Unfallstatistik 1989-1993). Ähnliche

Relationen zeigen auch Statistiken aus anderen Ländern. Ansonsten gliedern sich die Unfallursachen in Fehlplanung und Fehlverhalten (zu tief oder zu häufig pro Tag getaucht, keine ausreichenden Oberflächenpausen, Nichteinhalten der Nullzeit und Dekompressionszeiten und inadäquate Reaktionen auf Streßsituationen). Erschwerend wirkt dabei manchmal noch das beim Sporttauchen übliche Partnerprinzip. Entweder machen infolge gruppendynamischer Gesetzmäßigkeiten alle den gleichen Fehler, oder ein Taucher versucht seinem Partner, der Probleme hat, zu helfen, ist aber durch die Problemsummation von Eigensicherheit plus Partnerrettung überfordert, und beide verunfallen. Aufgrund der situationsgegebenen Risiken unter Wasser ist Tauchtauglichkeit nur gegeben bei ausreichender psychischer Stabilität und Einsichtsfähigkeit. Zur tauchmedizinischen Untersuchung gehört daher auch eine Beurteilung von Persönlichkeits- und Motivationsfaktoren (Abb. 3).

Ein Unfallereignis entsteht durch Fehlverhalten beim Zusammentreffen von bestimmten zugrundeliegenden Persönlichkeitsfaktoren und situativen Gegebenheiten. Fehlverhalten ist in verschiedenen Variationen möglich. Aufgrund mangelhafter theoretischer Grundkenntnisse oder Fehleinschätzung der Situation wird falsch reagiert. Steht die Angst im Vordergrund, kann es zur Panikreaktion kommen. Dann ist ein zielgerichtetes Handeln nicht mehr möglich. Befindet sich der Taucher dagegen in einem „Flow-Zustand" und registriert aufkommende Gefahrenmomente nicht bewußt, kann er übergangslos in den Tiefenrausch kommen.

Nicht jeder Unfall läßt sich vermeiden, aber die Unfallwahrscheinlichkeit kann deutlich gesenkt werden, wenn kritische Persönlichkeitsstrukturen und Verhaltensmuster rechtzeitig erkannt werden. Das diagnostische Instrumentarium im Sporttauchbereich ist aber z. Z. noch lückenhaft. Daher erfordert die Tauchtauglichkeitsbeurteilung von dem untersuchenden Arzt ein profundes Grundwissen und Kenntnis ursächlicher Unfallmechanismen auf psychischer Ebene.

Tauchen ist mit einer spezifischen Dimension des Erlebens verbunden, die viele eben nur beim Tauchen empfinden. Diese Emotionen haben eine funktionale Bedeutung als vorbereitende, begleitende und bewertende Komponenten sportlicher Handlungen (Wetzel 1994). Um das Gefahrenpotential einschätzen zu können, ist es notwendig, diese Komponenten aufzuschlüsseln und die persönliche Wertigkeit zu analysieren.

Nach Shilling (1984) gäbe es keinerlei Probleme beim Tauchen, wenn alle Taucher die Intelligenz eines Nobelpreisträgers, den Mut eines Gladiators, die Ausdauer eines Missionars, die soziale Anpassungsfähigkeit eines Politikers und die Bescheidenheit eines Mönches besitzen wür-

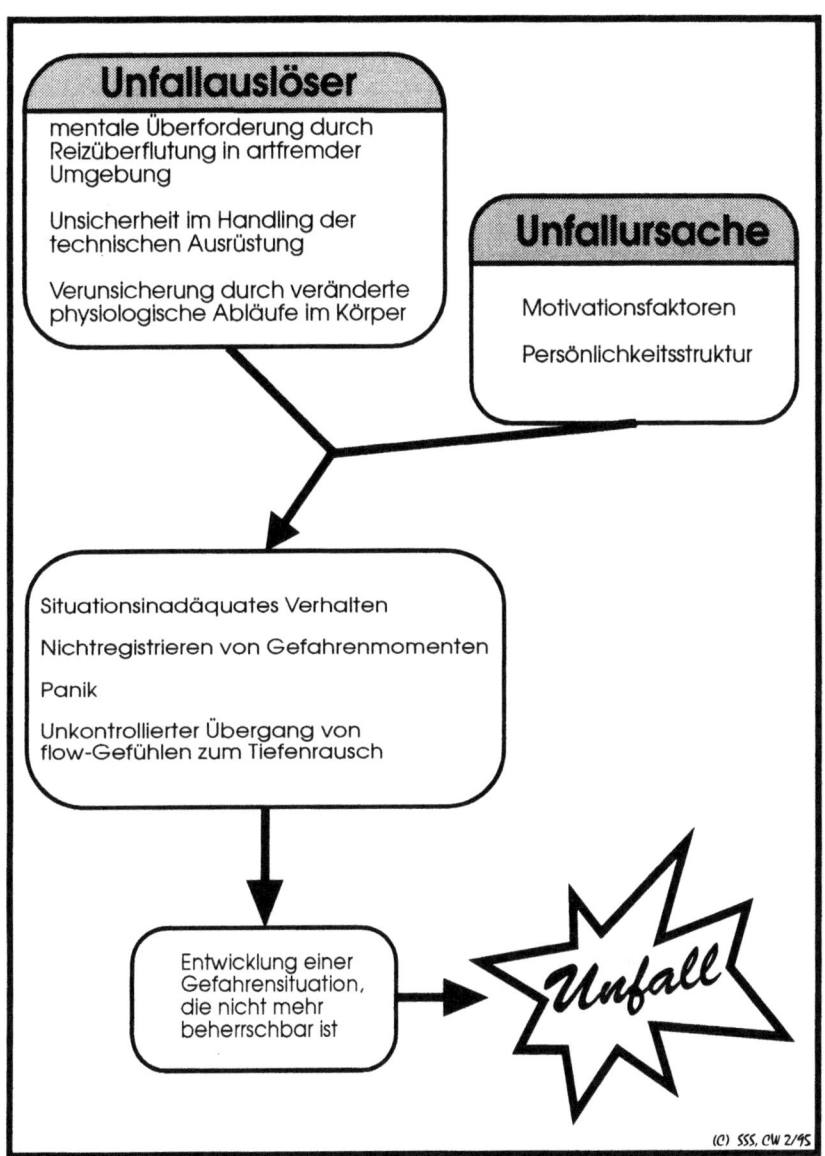

Abb. 3. Psychisch bedingte Unfallmechanismen

den. Diese Beschreibung erfaßt die Persönlichkeitsfaktoren, die das Tauchen sicher machen. Da aber ein solches Idealkonstrukt in praxi nicht zu erwarten ist, ist es entscheidend, im Sinne der Sicherheit, Aspiranten mit kritischen Persönlichkeitsfaktoren zu erkennen, zu beraten oder sogar vom Tauchen auszuschließen.

Kritische Persönlichkeitsfaktoren:
- erhöhte allgemeine Ängstlichkeit,
- Blue-Orb-Syndrom,
- Flow beim Tauchen,
- Problemtaucher,
- Risikobereitschaft,
- Machotyp.

Kritische Motivationsbereiche:
- übersteigerte Leistungsmotivation,
- Fremdmotivation,
- Desinteresse an der Tauchtheorie – Konsumdenken.

Allgemeine Ängstlichkeit
Personen mit allgemeiner Ängstlichkeit reagieren in allen Lebensbereichen schon auf geringe Reizzufuhr mit innerer Spannung und steigendem Arousal. In den meisten Fällen sind sie sich dessen selbst bewußt, geben es auch offen zu und lassen sich freiwillig an die Hand nehmen unter Wasser. Da das Problem meist allen Beteiligten klar ist und nicht geleugnet wird, läßt es sich mit entsprechender ausreichender Schulung, Aufklärung und Rücksichtnahme weitgehend in den Griff bekommen. Allerdings kann eine solche erhöhte Grundangst schnell zu Panik eskalieren, wenn unerwartete Probleme auftreten.

Als diagnostisches Kriterium dienen die bekannten Parameter vegetativer Labilität.

Blue-Orb-Syndrom
Ein spezifisches Problem unter Wasser ist das Gefühl der blauen Unendlichkeit (Lippmann 1992). Beim freien Abtauchen in klarem tiefem Wasser ohne optische Fixpunkte löst dieser Eindruck der Unendlichkeit bei manchen Menschen ein Gefühl von Isolation und Verlassenheit aus, wodurch eine Panikreaktion entstehen kann. Andererseits aber gibt es Taucher, die gerade dieses Gefühl, in einem Raum ohne Grenzen zu schweben, als eine Art von Befreiung empfinden, sich ganz diesem Gefühl hingeben und dabei ihre Selbstkontrollmechanismen verdrängen. In diesem Gefühl sind sie unkritisch gegenüber den realistischen Gefahren bei zunehmender Tiefe, und sie sind daher nicht in der Lage, Frühwarnsymptome eines beginnenden Tiefenrausches rechtzeitig zu erkennen. Bisher sind diese divergierenden Verhaltensweisen bei Sporttauchern zwar beschrieben worden, aber es gibt noch keine Unter-

suchungen zu der Frage, welche spezifischen Persönlichkeitsfaktoren diesen verschiedenen Reaktionsmustern zugrunde liegen.

Flow beim Tauchen

Über den Flow-Zustand (der englische Fachausdruck wurde in der deutschen Fachliteratur unverändert übernommen) gibt es in den letzten Jahren eine ganze Bibliographie (Csikszentmihalyi 1990). Flow bedeutet das Gefühl, über sich selbst zu verfügen, im Einklang mit sich und der Welt zu sein und sein Schicksal in die eigene Hand nehmen zu können. Es ist ein Gefühl von Hochstimmung mit dem völligen Aufgehen in einer Tätigkeit, neben der alles andere bedeutungslos wird. Das Zeitgefühl geht verloren, alle Sorgen des Alltagslebens sind in diesem Moment aus dem Bewußtsein verdrängt. Im Moment des Flow-Erlebens werden alle Bewegungen als mühelos empfunden, auch wenn vorher intensive Anstrengung erforderlich war. Voraussetzung für Flow-Erleben ist eine Übereinstimmung der subjektiven wahrgenommenen Handlungsanforderungen und der eigenen, für die Handlung eingesetzten Fähigkeiten.

Im Sportbereich, besonders im Hochleistungssport und in sog. Risikosportarten (Fliegen, Free-Climbing), wurde dieses Phänomen genauer untersucht. Verhaltensweisen, die zu einem Flow-Zustand führen haben, bedingt durch den positiven Emotionsgehalt, ein hohes Selbstverstärkungspotential. Entsprechend diesem Verstärkungswert steigt die Motivation, einen solchen Zustand wieder zu erreichen, und auch die Bereitschaft, größere körperliche und geistige Anstrengungen in Kauf zu nehmen. Ein solcherart glücklicher Taucher ist das Ziel verantwortungsvoller Tauchausbilder.

Problematisch aber wird ein Flow-Zustand, wenn der Taucher in seinen Gefühlen soweit „abgehoben" ist, daß die Wahrnehmungsbereitschaft für Gefahrenindikatoren eingeschränkt ist. Ein besonderes Problem ist der Faktor der Selbstvergessenheit mit Verlust des Zeitgefühls. Hält sich der Taucher nicht an die erforderliche Zeit- und Tiefenbegrenzung, bringt er sich in die Gefahr einer Dekompressionskrankheit.

Verhaltensweisen im Sinn von Flow-Erleben werden im Regelfall nicht verheimlicht, aber lassen sich nur durch gezielte Befragung erfassen. Wieweit sie als Risiko einzustufen sind, hängt vom Ausprägungsgrad, der Einsichtsfähigkeit und dem Ausmaß stabiler Selbstkontrollmechanismen ab.

Problemtaucher

Davis (1990) beschreibt den „counterphobe" als einen Persönlichkeitstyp, der eine tiefgründige Angst vor Wasser und ganz besonders vor der Tiefe hat. Solche Menschen benutzen das Taucherlebnis, um sich selbst zu desensibilisieren. Indem sie es schaffen, ihre Angst unter Wasser zu beherrschen, gibt ihnen dieser Erfolg soviel Selbstbestätigung, daß sie daraus lernen, Gefühlsprobleme auch im Alltag zu bewältigen. Das gleiche Phänomen zeigen Taucher, die im Alltagsleben Probleme mit sich selbst und der Bewältigung emotionaler Anforderungen haben. Sie benutzen den Trainingseffekt auf emotionaler Ebene unter Wasser, indem sie sich bewußt Situationen aussetzen, vor denen sie Angst haben, wie z. B. besondere Tiefe oder Dunkelheit, um zu lernen, ihre Gefühle bewußt zu steuern und ihr Verhalten nicht von Emotionen beeinflussen zu lassen. Auch diese Verhaltensweise verstärkt sich selbst. Gefahr besteht dann, wenn solche Selbstkontrollmechanismen noch unzureichend gefestigt sind und bei einer derart erhöhten inneren Anspannung zusätzlich noch unerwartete äußere Probleme auftreten.

Diese Persönlichkeitsstruktur ist diagnostisch schwer zu fassen, da diese Taucher meist eine große Selbstsicherheit nach außen ausstrahlen und eindringlich bemüht sind, daß ihr Problembewußtsein nicht von anderen erkannt wird. Nur eine indirekte Anamneseerhebung über Tauchgangsprofile kann diagnostisch weiterführen.

Risikobereitschaft

Nervenkitzel, „thrill-seeking", Angstlust, eigene Grenzen austesten, der „Kick" im Leben, Risikobereitschaft – das sind Umschreibungen für ein Phänomen, das in den letzten Jahren in den hochentwickelten Industriestaaten merklich zugenommen hat. Die Alltagsbereiche sind soweit durchstrukturiert, daß manche Menschen sich darauf zu befreien versuchen, indem sie vernunftmäßig vorgegebene Grenzen überschreiten.

Zuckermann (1979) stellt mit dem Sensation-seeking-Motiv ein solches Modell vor. Der Handelnde sucht aktiv die während der Handlung entstehenden Erlebnisse in Form von Erregung, Nervenkitzel, Unsicherheit, Spannung, Abenteuer und positiven Erfahrungen auf. Diese Reizkonstellation findet sich in sportlichen Aktivitäten, die ein hohes Maß an Unsicherheit und Überraschungen beinhalten, wie dies beim Tauchen der Fall ist. Zunächst werden eine erhöhte innere Anspannung und damit negative Gefühle angesichts der realen Gefahrensituation und wider besseres Wissen bewußt in Kauf genommen. In dem Moment, in dem der Mensch eine solche Situation körperlich und mental bewältigt hat, läßt die Spannung nach.

In dem gleichen Maß, in dem die Aktivität gefühlsnegativer Neurotransmitter absinkt, steigt umgekehrt proportional die Aktivität gefühlspositiver Neurotransmitter (Endorphine). Edmonds (1992) hat erstmals eine Erhöhung von β-Endorphinen beim Sporttauchen nachgewiesen. Entsprechend dem Belohnungsprinzip wird ein solches Verhalten verstärkt, und die Motivation steigt, das gleiche wieder zu erleben (Apter 1992). „Mit dem allmählichen Absinken in die Tiefe fühlen die Taucher, wie die Spannung in ihnen steigt. Wohlwissend, daß Tauchen zwar ein recht gefährlicher Sport, das Wissen aber kalkulierbar ist, birgt dieses Element der Gefahr einen zusätzlichen Reiz in sich" beschreibt Saunders (1989) ein solches Verhalten.

Risikoverhalten geht immer soweit, wie die eigene Sicherheitszone reicht, deren Grenzen ist der schützende Rahmen, der die Gefahrenzonen von der Traumazone trennt (Kerr 1992). Diese Grenze ist nicht situations-, sondern persönlichkeitsspezifisch. Sie wird danach bestimmt, wieweit der Einzelne überzeugt ist, alle Risiken unter Kontrolle zu haben. Aber darin liegt der Trugschluß solcher Taucher. Dieses Paradox der Kontrolle, das Gefühl, alles im Griff zu haben, kann zu einer Sorglosigkeit führen, in der reale Gefahren falsch eingeschätzt werden. Das Risiko läßt sich beim Tauchen nicht mit Sicherheit kalkulieren, z. B. Tiefenrausch je nach Begleitumständen in verschiedener Tiefe oder Dekompressionserkrankungen auch bei flachen Tiefgängen.

Solche Taucher lassen sich durch Aufklärung über die Gefahr kaum beeinflussen. Sie haben meist sogar ein umfangreiches Grundwissen und glauben gerade deshalb, alle Probleme im Griff zu haben. Da die erlebten inneren Verstärkermechanismen so potent sind, läßt sich ein solches Verhalten und die immer extremer werdende Zielsetzung durch logische Argumente von anderer Seite nur in seltenen Fällen wieder abbauen.

Machotyp

Machotypen sind Prestigetaucher, die nicht vorhandene körperliche und geistige Stärke durch demonstratives Verhalten zu vertuschen suchen. Das Problem liegt in der Kombination aus mangelhaftem Wissen und Selbstüberschätzung (Shilling 1984), die zu Fehleinschätzungen in Gefahrensituationen führt. In den letzten Jahren ist allerdings eine neue Sporttauchergeneration nachgekommen, das Image des Sporttauchers hat sich gewandelt, der Prestigewert ist gesunken und damit ist die diagnostische Bedeutung gesunken. Ganz verschwunden ist die „Emblemsucht" (Vallentine 1984) aber noch nicht. Es gibt immer noch Taucher, die stolz ihren Anzug mit allen möglichen Leistungsabzeichen dekorieren wie eine Generalsuniform.

Machotypen werden als Typ-A-Persönlichkeit beschrieben (Engel 1978), mit vermehrter Aggressivität und ständig in Konkurrenz zu Kollegen und Kameraden. Bei diesem Pesönlichkeitstyp findet sich signifikant gehäuft ein labiler Hypertonus und eine Tendenz zu vasovagalen Synkopen.

Übersteigerte Leistungsmotivation
Das Ziel von leistungsmotivierten Menschen liegt nicht im Genußtauchen, sondern in der Erfüllung einer selbstgerechten Aufgabe, sei es eine körperliche oder mentale Leistung. Die Verstärkung liegt in der Selbstbestätigung und in der Anerkennung von der Gruppe. Ein besonderes Risiko sind Prüfungssituationen. In der Unfallstatistik finden sich gehäuft Unfälle während Prüfungstauchgängen. Die Angst vor dem Versagen verdrängt eine realistische Einschätzung der Situation. Warnsignale nachlassender körperlicher Leistungsfähigkeit oder Gefahren der Umgebung werden bewußt mißachtet. So kann sich eine Problemsituation entwickeln, die nicht mehr beherrschbar ist.

Auch in diesem Bereich ist das diagnostische Vorgehen schwierig, da das Offenlegen einer solchen Motivationsanalyse gleichzeitig ein Eingeständnis von Selbstzweifeln und eigener Schwäche beinhaltet. Anamnestisch hilfreich ist die Frage nach Beinaheunfällen bzw. Situationen, in denen es gerade noch einmal gut gegangen ist.

Alle bisher genannten Faktoren beinhalten ein einheitliches Grundproblem. Die generelle Gefahr liegt in dem primär erhöhten Arousal während des Tauchgangs. Unerwartet auftretende Probleme können gedanklich nicht mehr verarbeitet werden, da bereits alle Nervenbahnen maximal erregt sind und die Verarbeitungskapazität erschöpft ist. Körperliche Warnsignale (Herzklopfen, schnelle Atmung, unsicheres Sehen) werden bewußt mißachtet. So kann es passieren, daß durch die zunehmenden physikalischen Einflüsse plötzlich die Grenze der körperlichen Belastbarkeit überschritten ist. In diesem Moment realisiert der Taucher plötzlich das gesamte Ausmaß der Gefährdung. Da er aber schon vorher alle körperlichen und mentalen Kraftreserven verausgabt hat, ist er den bestehenden situativen Problemen mehr oder weniger hilflos ausgeliefert. Hochgradige Angst in Kombination mit Hilflosigkeit aber löst vom sog. Panikzentrum im Gehirn eine Panikreaktion aus, die vernunftmäßig nicht mehr steuerbar ist.

Fremdmotivation
Im Tauchsport kommt es immer wieder vor, daß jemand anfangen möchte zu tauchen, nur weil der Partner ein begeisterter Taucher ist. Dabei steht nicht die Freude am Tauchen im Vordergrund – oft besteht sogar ein Unbehagen vor der Tiefe –, sondern es geht mehr darum, die langen Wartezeiten am Ufer zu vermeiden, oder die Intention, auch dazu zu gehören. Ist die Eigenmotivation wesentlich niedriger als die Fremdmotivation, genügen geringste Schwierigkeiten, um wieder auf-

zuhören. Die Wahrscheinlichkeit, in eine tatsächliche gefährliche Situation zu geraten, ist relativ gering, da alle Arten von Vermeidungsstrategien sehr ausgeprägt sind.

Dieser Aspekt läßt sich in der Anamnese leicht eruieren, da er offen zugegeben wird.

Desinteresse an der Tauchtheorie – Konsumdenken

Eine Gruppe von Sporttauchern findet sich unter den reinen Urlaubstauchern, die keine fundierte Ausbildung haben, sporadisch im Ausland „easy-diving" betreiben, im absoluten Vertrauen auf ihren Tauch-Guide sich zu abenteuerlichen Tauchgängen mitnehmen lassen und keinerlei Intention zeigen, irgendwie zu hinterfragen, was dabei mit ihnen passiert. Die Tauchtauglichkeitsuntersuchung ist für sie eine Formsache, und sie sind nicht bereit, irgendwelche Einschränkungen hinzunehmen mit der Begründung, es war bisher alles so einfach, was kann denn schon passieren. Da die Ausbildung der Tauchlehrer in den letzten Jahren allgemein verbessert wurde und damit auch das Verantwortungsbewußtsein gewachsen ist, bleibt abzuwarten, ob auch bei den reinen Konsumtauchern eine Einsichtsbereitschaft zu erreichen ist.

Ansonsten hat der untersuchende Arzt die mühevolle Aufgabe, Aufklärungsarbeit zu leisten, um die Einsicht für mögliche Einschränkungen zu wecken. Strikte Verbote entheben zwar den Arzt der juristischen Verantwortung, haben aber praktisch wenig Sinn, da Atteste im Ausland oft sehr einfach käuflich zu erwerben sind.

Die Rolle der Angst unter Wasser

Bei vielen der genannten Persönlichkeitsfaktoren spielt Angst eine Rolle als Unfallursache oder Auslöser. Angst hat aber nicht nur einen negativen Effekt. Entscheidend ist das Ausmaß der Angst (Abb. 4).

Eine situationsadäquate Angst eines primär psychisch stabilen Tauchers ist ein gesunder Schutzreflex, durch den Energien mobilisiert und die geistige Leistungsbereitschaft gesteigert werden, um sich aus einer schwierigen Situation wieder hinauszumanövrieren.

Bei verminderter emotionaler Einsichtsfähigkeit, meist verbunden mit mangelnder Sensibilität, Ängste des Tauchpartners zu erkennen und zu verstehen, oder Überwertigkeit positiver Gefühle (Flow) besteht ein reduziertes Angstempfinden. Es fehlt damit die Schutzfunktion der Angst, und situative Gefahren werden nicht realistisch beurteilt. Ein derart übersteigertes Selbstsicherheitsgefühl sollte auch diagnostisch erfaßt werden.

Ein gesteigertes Angstempfinden kann verschiedene Ursachen haben.

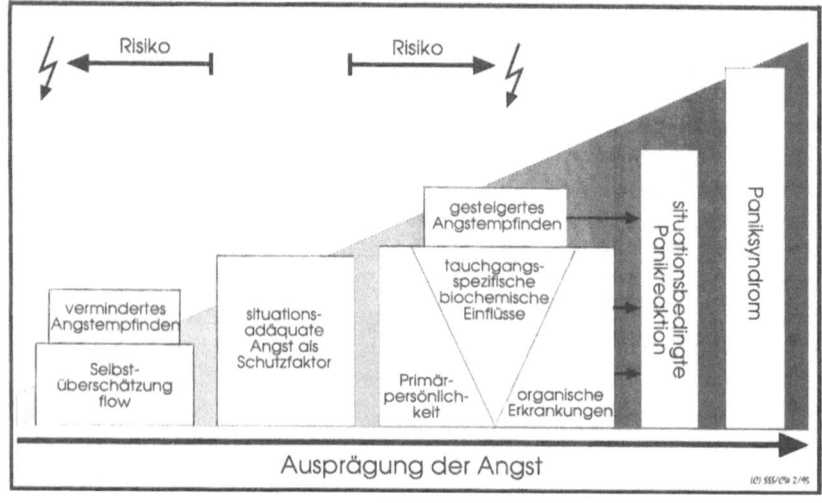

Abb. 4. Grade der Angst

Ursachen für gesteigertes Angstempfinden:
- Primärpersönlichkeit;
- organische Erkrankungen:
  - KHK, paroxysmale Tachykardie,
  - Hyperthyreose,
  - Phäochromozytom,
  - Hypoglykämie,
  - Hyperventilationssyndrom,
  - Temporallappenschädigungen;
- tauchspezifische biochemische Einflüsse:
  - Laktaterhöhung,
  - CO_2-Erhöhung,
  - O_2-Mangel,
  - Tiefenrausch.

Aufgrund der Primärpersönlichkeit kann eine allgemeine Ängstlichkeit bestehen (Peurifoy 1993), die sich auch im Alltagsleben zeigt und nicht nur unter Wasser auftritt. Auch organische Erkrankungen können paroxysmale Angstzustände oder diffus gesteigerte Angstgefühle auslösen. Generell wirken die veränderten Gaspartialdrücke, bewegungsabhängige Stoffwechselwerte und Kälte auf die sog. Panikzentren im limbischen System und lösen über bestehende Wechselbeziehungen zwischen Gefühls- und biochemischer Ebene über Aktivierung entsprechender Neurotransmitter Angst aus, die zu einer situativen Panikreaktion führen kann. Panik ist gekennzeichnet durch Regellosigkeit und ungerichtetes Verhalten verbunden mit verschiedenen körperlichen Symptomen (Benommenheit, Erstickungsgefühl, Tachykardie usw.) und äußert sich in unsinnigen Handlungen oder unkoordinierten Massenbewegungen (Hedinger 1986).

Eine solche situationsabhängige Panikreaktion muß diagnostisch klar abgegrenzt werden vom Paniksyndrom (Panikerkrankung), einem psychopathologischen Krankheitsbild (ICD-Nr. 300.01). Diese Erkrankung ist definiert durch das spontane Auftreten von Panikattacken in abgegrenzten Perioden in Situationen ohne Exposition gegenüber einem angstauslösenden Stimulus oder einer lebensbedrohlichen Gefährdung (Tinger 1986). Dieses Kriterium beantwortet ganz klar die Frage der Tauchtauglichkeit. Bei einem Taucher, der aufgrund von Selbstüberschätzung in einer unerwarteten Problemsituation mit einer Panikreaktion reagiert hat, besteht bei entsprechender Einsichtsfähigkeit und Trainingsmaßnahmen Tauchtauglichkeit.

Wie weit nach einem ausbehandelten Paniksyndrom nach Absetzen der Medikamente wieder Tauchtauglichkeit besteht, kann erst durch eine ausführliche nervenärztliche Untersuchung geklärt werden und wird aber nur in Ausnahmefällen gegeben sein.

Ziel und Methodik
Ziel der Untersuchung im Rahmen der Tauchtauglichkeit ist es, kritische Persönlichkeitsfaktoren und Motivationsbereiche zu erkennen, die unter besonderen Bedingungen des Tauchens zu Fehlverhalten führen können. Das entscheidende Instrument ist die Anamneseerhebung. In der Neubearbeitung des Untersuchungsbogens (GTÜM 1995) ist sie vorstrukturiert. Dabei ist es wichtig, in der Art der Fragestellung die genannten Persönlichkeitsfaktoren zu berücksichtigen. Zusätzlich hilfreich ist ein Kurzfragebogen „Gefühlsdimensionen unter Wasser" (zu beziehen über die Autorin).

Läßt sich die notwendige psychische Stabilität im Rahmen der allgemeinen Tauchtauglichkeitsuntersuchung nicht hinreichend beurteilen bzw. finden sich Hinweise auf Störungen in der Verhaltens- oder Gefühlsebene, auf hirnorganische Schädigung oder ein psychopathologisches Krankheitsbild, ist eine fachärztliche Untersuchung mit psychologischer Testung erforderlich.

Tauchlehrer
Von Tauchlehreren ist eine höhere körperliche und mentale Belastbarkeit zu fordern, die über das normale für Sporttaucher erforderliche Maß hinausgeht. In der Beurteilung von Persönlichkeitsfaktoren sollte

ein besonderes Maß an didaktischen Fähigkeiten, Verantwortungsbewußtsein, Selbstkontrollmechanismen, Reaktionsfähigkeit und Sicherheit in Konfliktsituationen gefordert werden.

Taucher im Rettungsdienst
Tauchen im Rettungsdienst beinhaltet eine besondere psychische Belastung. Der Rettungstaucher muß nicht nur mit seiner eigenen Angst fertig werden, sondern er muß auf die Ängste des Opfers eingehen.

Psychologische Problematik im Rettungsdienst:
- Überraschungseffekt,
- Überforderung,
- Angstübertragung,
- Zwiespalt Eigensicherung/Rettungsaufgaben.

Jede Unfallsituation ist neuartig und beinhaltet auch bei reiflicher Übungserfahrung immer Überraschungsmomente. Der Retter befindet sich in hoher innerer Anspannung, weil es nicht vorhersehbar ist, wie das Opfer reagieren wird. Ist ein entsprechendes Verhalten im Rettungsmanöver nicht bis zur Automatisierung trainiert, müssen ständig neue Entscheidungsprozesse ablaufen, die den Handlungsablauf verzögern oder einen Konflikt auslösen, der zu einer Handlungsstarre oder zu Panik führt.

Jeder aktive Teilnehmer im Rettungsdienst hat an sich selbst den Anspruch, helfen zu wollen und zu können. Ein mißlungener Rettungseinsatz wird als persönliches Versagen empfunden. Bei ausgeprägt leistungsorientierten Menschen besteht die Gefahr, daß sie sich dabei selbst überfordern, ihre eigene Leistungsfähigkeit überschätzen, auf mögliche Hilfe von dritter Seite verzichten und sich selbst in Gefahr bringen.

„Spezifischer Affekt" bedeutet das Phänomen, wenn jemand sieht, daß ein anderer Mensch Angst hat, und dadurch selbst Angst bekommt. Jeder Taucher oder Schwimmer in Not hat eine massive Überlebensangst, die sich in Gesichtsausdruck und in den Bewegungen zeigt. Ausgeprägte Angst wirkt „ansteckend". Der Retter benötigt daher stabile Selbstkontrollmechanismen, um die eigene unterschwellig zunehmende Angst rechtzeitig zu erkennen und wieder abzubauen.

Jeder Rettungseinsatz bedeutet schwere körperliche und mentale Arbeit. Der Rettungstaucher gerät dabei unter Umständen in den Konflikt, zwischen Maßnahmen zur eigenen Sicherheit und aktiven Rettungsmaßnahmen entscheiden zu müssen.

Leichenbergung beinhaltet eine tiefergehende psychische Belastung des Rettungstauchers. Der Anblick und das Berühren einer Leiche verursacht bei jedem Menschen zunächst instinktiv eine innere Erschütterung, da der Tod dem menschlichen Erhaltungs- und Überlebenstrieb entgegensteht und der Mensch zunächst versucht, der Auseinandersetzung mit dem Tod auszuweichen. Helfer im Rettungsdienst sind doppelt belastet, einmal mit eigenen Problemen (Leistungsdruck, Prestigeverlust vor Kameraden, Versagensangst, Überlebensangst) und den Problemen der Opfer. Die Tauchtauglichkeit erfordert daher eine besondere psychische Stabilität.

Spezielle psychische Aspekte von Berufstauchern
Für Berufstaucher haben die Unternehmen je nach Anforderungsprofil, sei es Tieftauchen, wissenschaftliches Tauchen, Einsatz außerordentlicher Körperkraft, Geschicklichkeit oder Ausdauer, individuelle Testbatterien und Untersuchungsmethoden, die einsatzspezifisch verfaßt sind. Abgesehen von einzelnen erforderlichen aufgabenbedingten Fähigkeiten, müssen nach 2 Phänomene beachtet werden.

1) Verheimlichung von Krankheitssymptomen:
Je nach Arbeitsvertrag erfolgt in manchen Bereichen die Bezahlung nach Arbeitseinsatz. Da Gesundheitskriterien nach berufsgenossenschaftlichen Kriterien genau reglementiert sind, verheimlichen manche Taucher leichte Krankheitssymptome oder anderweitige Grundkrankheiten, um nicht vom Einsatz gesperrt zu werden. Die Motivation ist nicht immer nur der finanzielle Aspekt, sondern manchmal auch die Begeisterung für den Beruf, die Beziehung zum Wasser und die Furcht, zu „Landarbeit" verurteilt zu werden. Durch solches Verhalten werden Frühwarnzeichen nicht erkannt, und mögliche Folgeschäden können sich verschlimmern.

2) Aggravation:
Wie bei jeder anderen Sparte, in der es anerkannte Berufserkrankungen gibt, zeigen einzelne Berufstaucher ein unterschwelliges Rentenbegehren, wobei es diagnostisch nicht immer einfach ist, Funktionsstörungen, Schmerzen oder sensible Störungen eindeutig zu klassifizieren.

Zur Frage vorhandener Testbatterien und Untersuchungsmöglichkeiten im Profibereich sei auf die Spezialliteratur hingewiesen (Shilling 1984).

3.9.3 Psychiatrische Erkrankung
(F. Gerstenbrand)

Psychisch-psychiatrische Ausschlußdiagnosen für die Tauchtauglichkeit sind:
1. schizophrene Psychosen (alle Unterformen und ein Defektzustand),
2. manisch-depressives Kranksein (MDK):
   - endogene Depression,
   - Manie,
   - manisches Zustandsbild und Submanie,
3. Psychopathiesyndrom (abnorme Persönlichkeitsentwicklung nach DSM III),
4. Psychopathiesyndrom (U. H. Peters) – temporo-basales Syndrom,
5. Hysteriesyndrom,
6. Neurosen:
   - Angstneurosen,
   - Zwangsneurosen,
   - Neurosen verschiedener Art, die ärztliche Behandlung benötigen,
7. Phobien:
   - Paniksyndrom,
   - Agoraphobie,
   - Klaustrophobie,
   - andere Phobien, die ärztliche Behandlung benötigen,
8. Suchtkrankheiten:
   - Alkoholismus,
   - Medikamentensucht,
   - Drogensucht,
   - andere Suchtformen,
9. dementielle Syndrome verschiedener Ätiologie,
10. chronische Intoxikationen (endogen, exogen).

Bei Psychosen des schizophrenen Formenkreises mit allen Unterformen und bei manisch-depressiven Erkrankungen mit nur depressiven Phasen, manischen Perioden oder gemischten Verlaufsformen ist eine Tauchtauglichkeit auszuschließen. Dies gilt auch für Residualzustände nach einem schizophrenen Schub. Bei einer abgelaufenen Manie, insbesondere bei Vorliegen eines sog. submanischen Zustandsbilds, aber auch nach einer abgelaufenen endogenen Depression, ist die abschließende Beurteilung nur dem Facharzt für Psychiatrie zu überlassen.

Das „Psychopathiesyndrom", nach DSM III als abnorme Persönlichkeitsentwicklung mit verschiedenen Verlaufsformen bezeichnet, wird von seiten der Neurologie zu den organbedingten psychischen Störungen gerechnet (worauf auch häufig nachzuweisende neurologische Minimalsymptome und ein mitunter pathologischer EEG-Befund hinweisen), und ist aufgrund der verminderten psychischen Kontrollmechanismen, der herabgesetzten Kritik und einer gestörten Beziehung zur Realität sowie einer vorhandenen Irritabilität von emotionellen Reaktionen ungeeignet zum Tauchen, auch zum Sporttauchen. Gleichartig verhält es sich mit dem Pseudopsychopathiesyndrom nach U. H. Peters, auch als temporobasales Syndrom bezeichnet, das durch eine anamnestisch und klinisch nachweisbare Temporallappenläsion verursacht ist und neben neurologischen Ausfällen eine dem Psychopathiesyndrom ähnliche Symptomatik zeigt.

Die Hysterie ist in ihrer ausgeprägten klinischen Form zwar selten geworden, muß aber bei Vorliegen ihrer spezifischen Symptome als Tauchuntauglichkeit angesehen werden. Vor allem die Kontrollschwäche für Emotionen und Affekt und daraus folgende Überschuß- und Fehlhandlungen können zu schweren Zwischenfällen unter Wasser führen. Die Selbstüberschätzung und das Ausspielen vermeintlicher Führungsqualität mit besonderer Aufgabenverpflichtung gefährden den Taucher und seine Gruppe. Die Abgrenzung von Hysterie und Psychopathiesyndrom mit hysteriformen Reaktionen fällt allerdings mitunter auch dem Fachmann schwer. Eine Tauchtauglichkeit sollte aber auch bei nachgewiesener hysteriformer Reaktionsbereitschaft überdacht werden.

Neurosen, v. a. Angst- und Zwangsneurosen, sind für das Tauchen ungeeignet, üblicherweise meiden allerdings die Betroffenen körperliche und seelische Belastungen, wie sie ja mit dem Tauchen verbunden sind. Im Zusammenhang mit einer mißverstandenen Psychotherapie, verhaltenstherapeutischen oder kognitiv ausgelegten Behandlungsprogrammen könnte evtl. aber auch einmal ein Patient mit einer Neurose den Tauchsport anstreben. Gezielte anamnestische Fragen sind notwendig und erbringen dann meist Hinweise auf eine Persönlichkeitsstörung mit neurotischen Zügen und evtl. auf eine laufende medikamentöse Therapie. Die Überweisung zum Facharzt für Psychiatrie ist für weitere Entscheidungen zu empfehlen, auch wenn sich nur Anzeichen für eine neurotische Reaktionsbereitschaft ergeben.

Phobien lassen sich klinisch gut erkennen, allerdings meist nur nach gezielter anamnestischer Fragestellung. Im Zusammenhang mit dem Tauchsport sind Agoraphobie und Klaustrophobie von Bedeutung, weniger Kancero- oder etwa die Kleintierphobie. Schon aufgrund des Hauptsymptoms Angst ist eine Tauchtauglichkeit abzulehnen. Auch bei diesem Krankheitsbild könnten mißverstandene psychotherapeutische Bemühungen einen Patienten mit Phobie zum Tauchen bringen. Auch das definierte Paniksyndrom schließt eine Tauchtauglichkeit aus.

Suchtkrankheiten jeder Art sind Ausschlußkriterium wegen entkoppelten vegetativen Störungen (als Folge zerebraler Schäden in den frontobasal-dienzephal-limbischen Steuerungszentren bei zusätzlicher gestörter Rückkoppelung verschiedener peripherer Systeme), aber auch wegen der Degeneration des Stirnhirns mit Verminderung der höheren Hirnleistungen (Kritik, Assoziation, Merkfähigkeit, Kontrolle von Emotionen, Affekt und Triebleben) und des zerebellären Systems mit Beeinträchtigung der feinmotorischen Koordination.

Zum Tauchen drängen sich immer wieder *Alkoholsüchtige*. Alkohol kann aber auch beim Berufstaucher als Belastungsfaktor in Frage kommen. Verwertbare Zahlenunterlagen über Alkoholismus und Taucher sind von keiner Tauchergruppe bekannt. Das Problem ist bisher unseres Wissens nach auch noch nicht untersucht worden.

Alkohol als „Sedativum" zur Beseitigung von Angst vor dem Tauchgang wird immer wieder – wenn auch höchst verstohlen – benützt, aber auch gegen Kälteeinwirkung „empfohlen". Es müssen die möglichen Folgen auf Stirnhirn, Zerebellum, Motorik und Vegetativum nicht im Detail aufgezeigt werden. Die Kritikeinschränkung und Störung der Assoziation stehen als Gefahrenfaktor dabei gegenüber der behinderten Motorik im Vordergrund.

Medikamentensucht ist heute weit verbreitet und betrifft Schlafmittel, Analgetika, Sedativa, aber auch Abführmittel, β-Blocker etc. Eigentlich ist jeder Medikamentensüchtige wie auch der Medikamentenabhängige als Tauchkandidat abzulehnen (s. Abschn. 2.5).

Drogensüchtige sind als Kandidaten für den Tauchsport aus psychischen und somatischen Gründen ungeeignet.

Alle Formen einer *organischen Demenz* schließen den Tauchsport aus. Es gelten die gleichen Argumente wie für andere organbedingte Gehirnschäden (Alkohol-/Medikamentensucht etc.).

In der Auflistung der psychiatrischen Ausschlußdiagnosen für die Tauchtauglichkeit (s. S. 88) sind als Punkt 10 *Intoxikationen* angeführt, welche teilweise als Parallele zu Punkt 8 zu verstehen sind. Endogene Intoxikationen werden höchstwahrscheinlich im Rahmen der internistischen Untersuchung (Nierenerkrankung, Diabetes mellitus etc.) erkannt. Zu beachten ist allerdings die Gefahr eines Auftretens von „Akutintoxikationen", z. B. bei Diabetes mellitus oder chronifizierten „Intoxikationen", z. B. bei einer Hyperthyreose oder einer exogenen Akutintoxikation bei chronischem Medikamentengebrauch. Betroffene Tauchkandidaten müssen darauf aufmerksam gemacht werden; im Zweifelsfall ist eine Tauchtauglichkeit abzulehnen.

Psychische bzw. psychiatrische Erkrankungen müssen konsiliarisch dem Facharzt für Psychiatrie vorgestellt werden mit dem Auftrag einer klaren Diagnoseabgrenzung. Die Entscheidung über Tauchtauglichkeit wird aber der als Taucherarzt ausgewiesene und akzeptierte Begutachter treffen müssen. Zusammenfassend ist festzustellen, daß bei vorliegenden psychiatrischen Erkrankungen eine Tauchtauglichkeit nicht gegeben ist, auch nicht in der Einschränkung „bedingt tauchtauglich" oder „tauchtauglich bis zur Nachuntersuchung in 1 Jahr".

Da es bisher weltweit keine Richtlinien für die Tauchtauglichkeit bei psychiatrischen Erkrankungen gibt, sollten die hier angeführten Gesichtspunkte als vorläufige Hinweise gelten. Zu betonen ist aber, daß Komplikationen und Zwischenfälle beim Tauchen, ausgelöst durch psychisch-psychiatrische Störungen, häufig tödlich enden und andere Menschen in schwere Gefahr bringen können.

Gewisse Anhaltspunkte für abnorme psychische Verhaltensweisen oder psychiatrische Erkrankungen sind durch die Verwendung einfacher Testbatterien zu erhalten, wie dies im folgenden Abschnitt dargelegt wird.

Untersuchungen der psychischen Tauchtauglichkeit

Bei den Sporttauchern handelt es sich um einen Personenkreis im Alter zwischen 20 und 50 Jahren. Es ist aber keine Seltenheit, daß noch 65- bis 70jährige den Tauchsport ausüben möchten.

Viel zu wenig Bedeutung wird beim Sporttauchen bis heute der psychischen Eignung für den Tauchsport beigemessen. Wie aus den verschiedenen Unfallberichten in der U.S.-Statistik hervorgeht, sind es aber gerade psychische Fehlreaktionen bei sonst gesunden Menschen oder eine bestehende Persönlichkeitsstörung mit Fehlverhalten während des Tauchgangs, die zu Tauchunfällen führen. In diesem Zusammenhang ist zu beklagen, daß bisher keine wissenschaftliche Analyse der leider immer wieder auftretenden Tauchunfälle durchgeführt wurde, um die Ursachen im Detail zu erfassen.

Im Bereich der Militär- und Berufstaucher stehen bereits spezialisierte und erprobte Verfahren zur Eignungsuntersuchung und zur Beurteilung der Tauchtauglichkeit zur Verfügung. Es sollen damit psychische Auffälligkeiten erfaßt werden, von denen anzunehmen ist, daß sie eine Tauchtauglichkeit ernstlich in Frage stellen. Diese Auffälligkeiten können durch psychiatrische oder neuropsychiatrische Erkrankungen bzw. Störungen bedingt sein. Gerade psychisch abnorme Persönlichkeiten drängen häufig zum Extremsport, wozu letztlich auch das Sporttauchen gezählt werden muß.

In den letzten Jahren wurde verschiedentlich die Frage der Tauchtauglichkeit bearbeitet, allerdings vornehmlich für den Bereich des Militär- und Berufstauchens. So verlangt Caille schon 1966 für die Beurteilung der Tauchtauglichkeit das genaue Studium des Vorlebens und der Erziehung des Kandidaten, dazu eine Analyse der persönlichen Veranlagungen, des sozialen Anpassungsvermögens sowie der emotionellen Stabilität. Es wurde ferner das Vorhandensein einer „psychischen Reife" für die Tauchtauglichkeit gefordert.

Lambrechts hat 1977 nach einer aufwendigen Studie für das Persönlichkeitsprofil von Tauchern angeführt, daß nur emotionell beständige Kandidaten mit geringer Ängstlichkeit und Fehlen von „psychosomatischen Beschwerden" geeignet sind. Er fordert für das Persönlichkeitsprofil eines Tauchers einen extrovertierten Typ, der „männlich und dominant" sein soll und ein hohes Maß an Selbstvertrauen und Objektivität zu besitzen hat. Taucher sollten nach Lambrechts Persönlichkeiten sein, die zu den „Machern" und nicht zu den „Denkern" gezählt werden.

In einer Arbeit hat Drummer 1982 darauf hingewiesen, daß für gewerbliche Taucher medizinische Einstellungs- und Wiederholungsuntersuchungen nicht ausreichen, um eine Tauchtauglichkeit festzustellen, sondern ergänzende psychologische Untersuchungen notwendig sind. Diese Untersuchungen wurden schon 1980 in der DDR als verpflichtend eingeführt. Dabei werden v. a. die Variablen aus dem Leistungs- und Persönlichkeitsbereich untersucht und festgestellt, ob der Kandidat sensibel und ängstlich ist, ferner ob er „ruhige Feinmotorik" aufweist.

Schöffel hat schließlich für Militärtaucher 1984 ein aufwendiges Ausleseverfahren mit Erhebung der biographischen Anamnese, Analyse der Krankheitsgeschichte sowie die Erhebung von 2 Persönlichkeitstests (MMPI: Minnesota Multiphasic Personality Inventory und FPI: Freiburger Persönlichkeitsinventar) zusammen mit einem psychisch ausgerichteten explorativen Interview gefordert. Schöffel weist darauf hin, daß durch dieses Untersuchungsverfahren das „Taucherpsychosyndrom" auszuschließen ist, das relativ häufig bei Tauchern mit „psychosomatischen Symptomen" in der Vorgeschichte auftritt.

Die oben erwähnten Spezialuntersuchungen (MMPI und FPI) sind in ihrer Anwendung für die Tauchtauglichkeitsuntersuchung von Sporttauchern aufwendig und müssen von Fachärzten für Psychiatrie bzw. Neurologie und von Fachpsychologen durchgeführt werden. Der verantwortungsvolle Sportmediziner wird daher Personen mit psychischen Auffälligkeiten zur detaillierteren psychodiagnostischen Untersuchung Institutionen mit entsprechenden Einrichtungen zuweisen.

3.9.4 Neurologische Erkrankungen
(F. Gerstenbrand)

Tauchen, als Sport betrieben oder beruflich ausgeübt, verlangt durch die besonderen Gegebenheiten in der für den Menschen unphysiologischen Umgebung unter Wasser neben einem voll belastungsfähigen Herz und einem gut angepaßten Kreislauf auch ein gut funktionierendes zentrales Nervensystem – sowohl für die Kontrolle der in der partiellen Schwerelosigkeit und unter erhöhtem Wasserdruck verändert ablaufenden Motorik als auch für die Verarbeitung von Informationen aus der Körperumwelt durch die nur noch teilfunktionierenden landadaptierten Perzeptionsorgane des Menschen. Besonderheiten in der Unterwasserwelt verlangen eine blitzartige Assoziation aktueller Ereignisse mit der im Archiv des Großhirns gespeicherten spezifischen Erfahrung von entsprechenden Vorerlebnissen und den entsprechenden Abschnitten des Trainingsprogramms. Erschwerend für das Erkennen und die Zuordnung von Ereignissen wirkt sich der Ausfall des akustischen Sinnessystems und die beträchtliche Einschränkung der visuellen Informationen sowie die gestörte Information aus den Schwerkrafts- und Bewegungsperzeptionsorganen aus. Um den speziellen Anforderungen beim Tauchen entsprechen zu können, muß das Großhirn in allen seinen Leistungen höchste Aktivität aufweisen. Unabdingbare Notwendigkeit ist außerdem, daß die für die zwischenmenschliche Verständigung vorhandenen Signalsysteme voll einsatzfähig sind, wobei allerdings anstelle des Sprachkontakts unter Wasser bestimmte Symbolzeichen als Kontaktsignal Verwendung finden müssen.

Voraussetzung für jeden Tauchgang ist ein normal funktionierendes Großhirn, das vor allem in den Integrationszentren für die höchsten Hirnleistungen, dem Stirnhirn, keinerlei Störungen aufweisen darf. Ungestört müssen die Integrationszentren für die visuelle Wahrnehmung, die Sprache, das Sprach- und Symbolverständnis sein, d. h. die Zentren für die höheren Hirnleistungen im Parietallappen der überwertigen Hemisphäre. Für den Taucher von größter Wichtigkeit sind die Hirnzentren für das Raumerkennen, die Raumorientierung und die Orientierung zum eigenen Körper, die dem parietalen und parietookzipitalen Hirnbereich zugeordnet werden. Ungestört müssen Kontrolle von Emotionen und Affekt, aber auch das Triebleben sein – Funktionen, die im Temporallappen integriert werden. Schädigungen der somatosensorischen Verbindungsbahnen führen zu Sensibilitätsausfällen sowohl für Schmerzen und Temperatur als auch für die Lageveränderung und die Kontrolle der Gelenks- und Muskelpositionen. Für den Taucher ist ein ungestörtes Sensibilitätsempfinden ebenso notwendig wie eine normal funktionierende Motorik mit höchstens geringer Einschränkung für bestimmte motorische Störungen, wie dies in Abschn. 3.10 besprochen werden soll.

Im folgenden werden die wichtigsten neurologischen Krankheitsbilder besprochen, die für die Frage der Tauchtauglichkeit des Sporttauchens von Bedeutung sind. Allgemein ist festzustellen, daß unseres Wissens ähnlich wie die psychiatrisch-psychische Störungen auch für Tauchtauglichkeit aus neurologischer Sicht – im Gegensatz zur inneren Medizin oder Hals-Ohren-Heilkunde – bisher weltweit keine verwendbaren Richtlinien bestehen. Die hier dargestellten Empfehlungen stammen aus eigenen Erfahrungen mit dem Sporttauchen und einem Forschungsprogramm in der Raumfahrtneurologie.

Bei Erkrankungen des Nervensystems ist zu unterscheiden zwischen Erkrankungen des Gehirns, des Rückenmarks und des peripheren Nervensystems sowie der Muskulatur mit akuten Störungen und mit oder ohne Defektheilung einerseits und neurologischen Erkrankungen mit chronisch-progredientem Verlauf andererseits. Hinzu kommen neurologische Erkrankungen mit Schüben und Remissionen im Wechsel, so z. B. die multiple Sklerose (Encephalomyelitis disseminata).

Gehirn
Folgen nach Verletzungen des Großhirns mit Ausfällen in der Motorik und der Sensibilität sowie der Sprache und anderer höherer Hirnleistungen (Lesen, Rechnen etc.), aber auch des Sehsinnes sind auch für den Nichtneurologen gut abzugrenzen. Ein neurologischer Befund sollte vorliegen oder ist anzufordern. Einschränkungen ergeben sich bei einem geringen motorischen Defizit in einer Extremität (s. Abschn. 3.10). Wesentlich schwieriger ist die Entscheidung bei einer abgelaufenen *Commotio cerebri* und Hinweisen auf Restparesen, Sprachstörungen etc., wenn mit einem Defekt im Stirnhirn oder Temporallappen zu rechnen ist. Die Frontalhirnstörungen in Form eines frontokonvexen oder frontobasalen oder auch temporobasalen Syndroms bleiben im Akutstadium und vor allem als chronischer Defekt häufig unentdeckt. Verletzungen des Frontalhirns oder des Temporallappens ergeben sich aus der Dauer der Bewußtlosigkeit von über 10 min und aus dem anamnestischen Hinweis auf eine sog. postkommotionelle Verwirrtheit; auch Anzeichen der Persönlichkeitsveränderung mit allgemeiner Verlangsamung, Antriebsarmut, Reizbarkeit und psychischer Labilität sind Hinweise auf ein Frontal- oder Temporalsyndrom. Nach Schädigung des Temporallappens können Temporallappenanfälle auftreten. Hinweise für eine Stirnhirn- und Temporallappensymptomatik sind durch einfa-

che Testuntersuchungen zu erhalten. Bei entsprechendem Verdacht ist ein neurologischer Befund einzuholen.

Besonders problematisch für den Untersucher – und bei Nichterkennen für den Tauchkandidaten – sind Störungen der Raumorientierung und des Orientierungsgefühls zum eigenen Körper, die bei parietookzipitalen Läsionen auftreten können. Auch dafür erbringen einfache Testuntersuchungen wichtige Hinweise.

Folgen nach einer Verletzung des Kleinhirns und seiner Bahnen schließen wegen der resultierenden Koordinationsstörung in der Motorik das Tauchen aus. Traumatische Hirnstammherde sind als solche meist bekannt und bedingen – auch bei nur geringen Reststörungen – Tauchuntauglichkeit.

Zerebrovaskuläre Erkrankungen können zu einem diffusen Hirnabbau mit Minderung der höchsten und höheren Hirnleistungen führen, eine organische Demenz auslösen oder durch umgrenzte (apoplektischer Insult) oder generalisierte Durchblutungsstörungen bzw. Hirnblutungen Herdausfälle uni- oder multilokulär verursachen. Eine „apoplektischer Insult" ist anamnestisch kaum zu übersehen und seine Folgen lassen sich auch bei einer groben neurologischen Untersuchung erfassen, mit Ausnahme einer transitorisch ischämischen Attacke (TIA) ohne neurologische Ausfälle, deren Ursache aber häufig eine Karotisstenose oder auch ein Karotisverschluß sein können und die bereits bei 40jährigen nicht allzu selten ist. Allgemein ist bei Vorliegen einer Gefäßerkrankung des Gehirns eine Tauchtauglichkeit nicht gegeben.

Entzündliche Erkrankungen des Gehirns in Form einer *Enzephalitis* führen praktisch immer zu einem Defekt mit lokalen oder häufig multilokulären Herdausfällen, die nicht selten den Temporallappen und das Stammhirn betreffen und damit diagnostische Probleme auslösen. Bei dieser Gruppe von Hirnschäden gilt das gleiche wie bei der Hirnverletzung, vor allem auch in bezug auf mögliche epileptische Anfälle.

Bei gutartigen Hirntumoren wie dem Meningiom kann – abhängig von der Lokalisation – die Defektsymptomatik nur sehr gering sein und der Tauchsport in Frage kommen. Bei einem frontalen Meningiom besteht aber für den nicht neurologisch geschulten Untersucher die Gefahr, eine Frontalhirnsymptomatik oder auch ein temporobasales Syndrom zu übersehen. In diesem Fall sind differentialdiagnostisch auch epileptische Anfälle in Erwägung zu ziehen. Neurinome, ebenfalls aus der Gruppe der gutartigen Tumoren, treten meist im Kleinhirnbrückenwinkel auf und führen in der Regel zu schweren Defekten. Zur Attestierung einer Tauchtauglichkeit bei gutartigen Hirntumoren mit erfolgreicher operativer Behandlung muß unbedingt ein Facharzt für Neurologie zu Rate gezogen werden.

Rückenmark

Schäden des Rückenmarks führen zum uniformen Krankheitsbild einer Querschnittsläsion, deren Detailsymptome von der Höhe und der Schwere der Schädigung abhängig sind.

Bei traumatischen Rückenmarkschäden ab dem mittleren Brustmark ist bei leichten, mitunter auch bei mittelschweren Fällen eine Tauglichkeit für Sporttaucher gegeben. In seltenen Fällen trifft dies auch für totale Querschnittslähmungen zu, allerdings nur bei Einhaltung besonderer Vorkehrungsmaßnahmen (s. Abschn. 3.10).

Verletzungen des Rückenmarks im zervikalen Bereich bzw. im zervikothorakalen Übergangsabschnitt schließen die Betroffenen wegen der ausgeprägten Defektsymptomatik vom Tauchsport aus.

Folgen einer Rückenmarkentzündung sind ähnlich wie die einer Rückenmarkverletzung, mit der Einschränkung, daß die Restsymptomatik mitunter sehr gering ist. Jede Myelitis kann überdies der erste Schub einer Encephalomyelitis disseminata sein. Hier muß ebenfalls der Facharzt für Neurologie zur Entscheidung herangezogen werden.

Rückenmarktumoren, die sich extramedullär oder extradural entwickelt haben. sind meist gutartig (Meningiom, Neurinom) und verursachen oft keinen oder einen nur geringen Defekt. Die Tauchtauglichkeit ist wiederum vom neurologischen Befund abhängig. Intramedulläre Tumoren führen in den meisten Fällen zu schweren Ausfallserscheinungen, bei „semibenignen" Prozessen (Ependymom) – auch nach operativer Behandlung – meist zu einem schweren Defekt. Durch die Kernspintomographie (MRI) ist heute eine klare Diagnose möglich, so u. a. auch die Abgrenzung zu einer Gefäßmißbildung des Rückenmarks.

Spinale Durchblutungsstörungen und spontane Blutungen sind äußerst selten. Bei Vorliegen von gefäßbedingten Schäden des Rückenmarks ist die Zulassung zum Tauchsport nur in den höchst seltenen Fällen eines epiduralen Hämatoms zu diskutieren.

Peripheres Nervensystem

Akute traumatische oder mechanische Schäden des peripheren Nervensystems können in verschiedenen nervalen Abschnitten in Erscheinung treten. Da der periphere Nerv sehr reparationsfähig ist, führen die meisten Läsionen nur zu geringen Restzuständen oder können sogar defektfrei abheilen.

Traumatische Schäden eines peripheren Nerven der oberen oder unteren Extremität (einschließlich des Plexus brachialis und lumbosacralis) sind vom Facharzt zu beurteilen. Bei defektfreiem Heilungsverlauf von mechanischen Schäden ist kein Einwand für eine Tauchtauglichkeit gegeben. Ähnliches trifft für mechanische Schäden durch Narben oder Tumorkompression zu.

Nervenwurzelläsionen sind meist Folge eines Bandscheibenschadens, v. a. eines Bandscheibenprolaps oder einer Bandscheibenhernie. Bei rechtzeitig erstellter Diagnose des Bandscheibenschadens und der entsprechenden Therapie (Nukleotomie oder Chemonukleolyse) können sich Nervenwurzelausfälle sehr rasch zurückbilden und defektfrei ausheilen. Hinweise für eine Tauchtauglichkeit auch mit Wurzelrestläsionen finden sich in Abschn. 3.10. Bei Nervenwurzelläsionen im zervikalen Bereich mit einem Restzustand sind auch wegen der möglichen Mitbeteiligung des Rückenmarks strengere Maßstäbe zu setzen.

In einer weitausholenden Diskussion haben Hallenbeck (1987) und andere die Tauchtauglichkeit nach Hemilaminektomie in Frage gestellt, allerdings keine klare Entscheidung getroffen. Eine Tauchtauglichkeit nach Hemilaminektomien in der Lendenwirbelsäule ist unserer Meinung nach gegeben, auch wenn gleichzeitig geringe Ausfälle einer oder auch einer zweiten Nervenwurzel vorliegen. Die Tauchtauglichkeit nach Laminektomie bei Rückenmarktumoren oder spinalen bzw. vertebragenen Prozessen ist abhängig von der neurologischen Restsymptomatik und der Größe des Wirbelsäulendefekts.

Bei Schäden von lumbalen Bandscheiben kann in manchen Fällen das Tauchen regelrecht als Rehabilitationsmaßnahme eingesetzt werden (Gerstenbrand et al. 1989). Die partielle Schwerelosigkeit unter Wasser bedingt eine Entspannung der Wirbelsäule, die „totale Unterwassertherapie" erbringt eine gute Trainingsmöglichkeit für die gestörte Wirbelsäulenmuskulatur und für Restparesen nach Nervenwurzelschäden. Entzündliche Erkrankungen von Nervenwurzeln oder von peripheren Nerven klingen meist ohne oder nur mit geringen Defekten ab. Dies trifft auch für die Polyradikuloneuritis (Guillain-Barré) zu. Eine Einschränkung der Tauchtauglichkeit ist in einem solchen Fall selten zu begründen.

Chronische und progrediente Erkrankungen des Nervensystems
Bei einzelnen chronisch-progredienten Erkrankungen des zentralen und peripheren Nervensystems ist im Initialstadium eine Tauchtauglichkeit gegeben. Dies trifft nicht für Erkrankungen des Großhirns, wie der senilen oder präsenilen Hirnatrophie (Alzheimer-Krankheit), oder für Kleinhirnerkrankungen zu. Im Initialstadium einer *Parkinson-Krankheit* ist Tauchen ebenfalls nicht möglich.

Bei chronisch-progredienten Erkrankungen des Rückenmarks oder des peripheren Nervensystems bzw. bei Kombination beider, wie bei der *neuralen Muskelatrophie*, der *Friedreich-Ataxie* ohne zerebelläre Begleitsymptomatik oder beim *Roussy-Levy-Syndrom*, kann im *Initial-*

stadium eine Tauchtauglichkeit gegeben sein. Gleiches trifft auch für die *Myopathie* mit begrenztem Beifall wie die fazioskapulohumorale Form oder die Gliedergürtelform zu. Patienten mit Myasthenia gravis sind auch bei guter therapeutischer Versorgung nicht tauchtauglich. Bei den sogenannten chronisch-progredienten Erkrankungen des Nervensystems besteht neben dem Erlebnisgewinn durch das Tauchen ein zusätzlicher rehabilitativer Effekt.

Bei einer Polyneuropathie ist stets die Ätiologie zu klären. Häufig ist die Ursache exogener Art; z. B. Alkoholkonsum, aber auch andere toxische Noxen, wie Medikamente, kommen in Frage. In selteneren Fällen ist eine Polyneuropathie bedingt, z. B. durch einen Diabetes mellitus. Im Initialstadium einer Polyneuropathie mit geklärter Ursache – ausgenommen Alkohol- oder Medikamentenabusus – ist das Tauchen erlaubt, insbesondere wenn nur die unteren Extremitäten betroffen sind. Hierbei ist die Bescheinigung der Tauchtauglichkeit zeitlich zu befristen.

Bei der schubförmig mit Remissionen verlaufenen Encephalomyelitis disseminata (multiple Sklerose) ist eine Tauchtauglichkeit grundsätzlich abzulehnen. Dies wird auch von Greer (1987) empfohlen. Bei der multiplen Sklerose können zwar auch über Jahre symptomenfreie oder symptomenarme Phasen bestehen; durch körperliche Belastungen, verbunden mit psychischem Streß, kann aber ein neuer Schub ausgelöst werden.

Wenn eine Epilepsie besteht, ist die Tauchtauglichkeit abzulehnen, auch bei kompletter medikamentöser Kompensation. Es erscheint uns sogar angezeigt, eine Tauchtauglichkeit abzuerkennen, wenn ein früheres epileptisches Anfallsleiden nicht mehr therapiepflichtig ist, d. h. wenn nach Absetzen der Antiepileptika jahrelang keine Anfälle mehr aufgetreten sind. Nach anderen Ansichten (Wendling et al. 1995) ist eine relative Tauchtauglichkeit anzunehmen, wenn die letzten 5 Jahre ohne Medikamente anfallsfrei waren und in Provokationstesten keine Zeichen erhöhter Anfallsbereitschaft zu erkennen sind. Auch bei Tauchkandidaten, die Anfälle in der Kindheit hatten, mitunter nur als „Fieberkrämpfe" bezeichnet, ist eine Tauchtauglichkeit nicht sofort zu bescheinigen. Diese Patienten müssen einem Facharzt für Neurologie vorgestellt werden, der unter Einbeziehung einer elektroenzephalographischen Untersuchung, möglichst mit Provokation, klarzustellen hat, ob noch Hinweise für eine erhöhte zerebrale Anfallsbereitschaft vorliegen.

Bei Anfällen anderer Art, z. B. dem seltenen Anfallsleiden Narkolepsie oder beim „Lachschlag", ist ebenfalls keine Tauchunfähigkeit gegeben.

Patienten mit Migräne, auch einer „Migraine simplex" oder nur einer Hemikranie, sollten keinen Tauchsport ausüben. Nach Hallenbeck (1987) kann eine Dekompression beim Tauchen einen Migräneanfall auslösen (s. auch Linaweaver, 1987); andererseits reagiert Migräne positiv auf eine hyperbare Sauerstoffbehandlung (Hallenbeck 1987).

Bei einem Migräneanfall unter Wasser mit Erbrechen kann der Taucher in höchstem Maße gefährdet sein. Hallenbeck (1987) weist auch darauf hin, daß bei einem Migräneanfall Desorientiertheit auftreten kann, wodurch der Taucher und seine Begleiter in Gefahr geraten. Auch wird ein Taucher mit einem plötzlich einsetzenden Migräneanfall unter Wasser völlig unberechenbar (Vorosmarti 1987).

Die *„Migraine simplex"* und *„Migraine ophthalmique"* schließen nach unserer Meinung eine Tauchtauglichkeit bei einer Frequenz von 12 Anfällen pro Jahr aus. Bei Migraine ophthalmique, accompagnée, cervicale und basilaire ist wegen der bei diesen Fällen häufig bestehenden Gefäßmißbildung eine Tauchtauglichkeit abzulehnen.

Anfallsartige Kopfschmerzen allein werden zusammenfassend als *„vasomotorischer Kopfschmerz"* bezeichnet („cluster headache" in der amerikanischen Literatur). Ein vasomotorischer Kopfschmerz kann durch eine Streßsituation ausgelöst werden und mitunter nach Einsetzen von vegetativen Störungen in einen Migräneanfall übergehen. Die Abgrenzung zur Migräne bzw. einer Hemikranie ohne vegetative Beschwerden ist oft schwierig. Eine Frequenz von mehr als 24 Anfällen pro Jahr sollte auch beim vasomotorischen Kopfschmerz die Tauchtauglichkeit ausschließen.

Nicht zu verwechseln mit dem vasomotorischen ist der *zervikogene Kopfschmerz*, der über Tage bestehen kann und sich als dumpfer, drückender Kopfschmerz zeigt. Ursache sind Störungen in der Funktion der Halswirbelsäule. Die Tauchtauglichkeit ist in diesen Fällen nicht beeinträchtigt.

Die Frage, ob eine abgelaufene Dekompressionserkrankung mit spinalen oder auch zerebralen Akuterscheinungen und geringen oder gar keinen Restsymptomen Tauchuntauglichkeit bedingt, wird in der amerikanischen Literatur intensiv diskutiert (Hallenbeck u. Andersen 1982). Es wird die Meinung vertreten, daß sich nach einem Tauchzwischenfall mit Rückenmark- oder Gehirnschädigung ein neuerlicher Dekompressionsschaden eher entwickelt und sich ausgeprägter zeigt. Dies trifft vor allem für das Rückenmark zu (Greer 1987; Palmer 1984). Entgegen dieser Auffassung einer absoluten Tauchuntauglichkeit halten andere Autoren (Wendling et al. 1995) eine relative Tauglichkeit für möglich, wenn mindestens 6 Monate nach dem Unfallereignis Symptomfreiheit besteht, der neurologische Status regelrecht ist und Risiko- und Prädispositionsfaktoren ausgeschlossen sind.

Zusammenfassend ist festzustellen, daß bei Erkrankungen des Großhirns, die mit einem Defekt ausgeheilt sind, bis auf geringe Ausnahmen eine Tauchtauglichkeit nicht gegeben ist. Eine Tauchtauglichkeit ist bei allen Kleinhirnerkrankungen auszuschließen. Bei Rückenmarkerkrankungen kann in einzelnen Fällen eine Tauchtauglichkeit bescheinigt werden. Bei Schäden am peripheren Nervensystem besteht eine eingeschränkte Tauchtauglichkeit dann, wenn Paresen in geringem Ausmaß und vornehmlich einseitig vorhanden sind und die Beweglichkeit der großen Gelenke nicht beeinträchtigt ist. Patienten mit chronisch-progredienten Erkrankungen sind nur im Initialstadium, d. h. vorübergehend und nicht in jedem Fall als tauchtauglich einzustufen. Bei epileptischen Anfällen darf keine Tauchtauglichkeit attestiert werden, bei Migräneanfällen und vasomotorischen Kopfschmerzen nur unter besonderen Voraussetzungen.

Schäden des Frontalhirns und auch des Temporallappens müssen im Rahmen der Tauchtauglichkeitsuntersuchung unbedingt erkannt werden. Patienten mit einer Läsion im Stirnhirn oder Temporallappen stellen beim Tauchen nicht nur für sich selbst, sondern vor allem für Mittauchende eine Gefährdung dar.

3.10 Besonderheiten bei Behinderten

Als eine Voraussetzung zum Tauchen wurde in den bisherigen Ausführungen immer eine *gewisse körperliche Leistungsfähigkeit* hervorgehoben. Hieran ist auch grundsätzlich für das Gros der Tauchkandidaten festzuhalten.

Nun hat aber die Praxis, besonders in jüngerer Zeit, gezeigt, daß auch Behinderungen des Bewegungsapparats durchaus mit dem Tauchen vereinbar sind. Kandidaten mit derartigen Defekten sind aber oft nicht in der Lage, den Leistungsanforderungen bei der Ergometrie zu genügen. Beim Tauchen werden sie auch mit unvorhergesehenen Situationen, die größere Kraftanstrengungen erfordern, schwerer fertig werden können, als dies von Gesunden verlangt wird.

Eine Kategorie, die nur eine *begrenzte* oder *teilweise Tauglichkeit* zuläßt, hat sich in der Sporttauchmedizin bisher nicht durchsetzen können. Ein Hauptgrund lag darin, daß von Ärzten, die mit der Materie der Tauchmedizin nicht vertraut waren, immer wieder Taucherlebnisse für bestimmte Wassertiefen gegeben wurden (Seemann 1981), also eine

Tauchtauglichkeit begrenzt auf 3, 5 oder 10 m Wassertiefe. Aber gerade in diesem Bereich bis 10 m Wassertiefe unterliegt der Taucher den proportional größten Druckschwankungen (s. Abschn. 3.2.2 und 3.4.1).

In der amerikanischen tauchmedizinischen Literatur wird oft von sog. *„recreational diving"* gesprochen. Eine nähere Definition dieses Begriffs ist aber nirgends zu finden. Er läßt sich auch nicht sinnentsprechend ohne weiteres ins Deutsche übertragen. Gemeint sind damit wohl Tauchgänge, bei denen keine besonderen Anforderungen zu erwarten sind.

Die Sporttauchmedizin muß aber auch in dieser schwierigen Frage den praktischen Gegebenheiten gerecht werden. Dem Drang vieler Behinderter, sich selbst und der Umwelt gegenüber sich als ein vollwertiges Mitglied der menschlichen Gesellschaft bestätigt zu sehen, dürfen von ärztlicher Seite aus keine unnötigen Schranken aufgebaut werden. Zudem entsteht durch die partielle Schwerelosigkeit unter Wasser ein positiver Rehabilitationseffekt bei verschiedenen Schäden der Wirbelsäule, aber auch des Nervensystems.

In Anhang D der Richtlinien der GTÜM heißt es, daß Behinderte dann tauchen können, wenn ihnen persönlich ein erfahrener Taucher beisteht und die *Tauchbedingungen* keinen besonderen Schwierigkeitsgrad aufweisen.

Ein Tauchen ohne besondere Schwierigkeitsgrade ist z. B. in *Schwimmbädern* möglich. Hier oder unter adäquaten Bedingungen sollte auch immer mit Neulingen bzw. Behinderten mit den ersten Tauchübungen begonnen werden (Ehm 1983). Ähnliche Bedingungen für ein relativ gefahrloses Tauchen können auch im Mittelmeer oder im Roten Meer angetroffen werden. Sie sind gegeben durch eine günstige Wassertemperatur, gute Sichtverhältnisse, geringe Gezeiteneinwirkungen ohne wesentliche Brandung und selten stärkere Strömungen.

Nun ist es aber schwer möglich, diese Idealbedingungen begrifflich in einem *Tauglichkeitsurteil* festzulegen. Im Abschn. 4, Tauglichkeitsurteile der Richtlinien der GTÜM heißt es bei der Beurteilung *„tauglich mit Einschränkungen"*: „Die Einschränkungen können sich nur auf die Tauchtauglichkeitsbeurteilung von Jugendlichen oder körperlich Behinderten beziehen. Darüber hinaus sind Einschränkungen auf bestimmte Tauchgeräte oder Tauchtiefe nicht Bestandteil der Tauchtauglichkeitsuntersuchung."

Bei der Beurteilung „tauglich mit Einschränkungen" besteht eine Aufgabe des Untersuchers darin, den Untersuchten darauf hinzuweisen, daß ihm durch seine Behinderung auch beim Tauchen Grenzen gesetzt sind und daß er bei Zwischenfällen in erhöhtem Maße auf Begleitpersonen angewiesen ist. Man sollte ganz bewußt dem Taucher die *Verantwortung* für seine weiteren Entscheidungen überlassen. Sie besteht darin, den Tauchort und die Umstände sowie den Begleiter so auszuwählen, daß sie seinen Möglichkeiten entsprechen.

Neurologische Erkrankungen

(F. Gerstenbrand)

In der folgenden Zusammenstellung werden solche neurologischen Erkrankungen angeführt, bei denen trotz vorhandener Defektsymptome eine Tauchtauglichkeit mit Einschränkung besteht:
1   *Neuromuskuläre Erkrankungen*
1.1   Periphere Nervenläsion, singulär-partiell
1.1.1 beidseits
1.1.2 mehrfach, einseitig
1.2   Nervenwurzelschäden
1.2.1 beidseits, singulär
1.2.2 mehrfach, einseitig
1.3   Systemerkrankungen des peripheren Nervensystems – Initialstadium
1.3.1 Peroneale Muskelatrophie
1.3.2 Roussy-Levy-Syndrom (ohne zerebelläre Komponente)
1.4   Muskuläre Erkrankungen – Initialstadium
1.4.1 Myopathie
1.4.2 Myositis

2   *Spinale Schäden, partiell, ab D 4 (traumatisch, mechanisch, Meningiom)*
2.1   Querschnittssymptomatik mit spastischer Paraparese ohne bzw. mit geringen Tiefensensibilitätsausfällen
2.2   Brown-Sequard-Syndrom

3   *Zerebrale Herdläsion (traumatisch, Meningiom)*
3.1   frontoparietal, subkortical
3.2   frontoparietal, kortical, Mantelkantenregion
3.2.1 einseitig, beinbetont, gering armbetont
3.2.2 beidseits, Beine, geringe bis leichtgradig

Einzelne Fragen zur Tauchtauglichkeit bei neurologischen Erkrankungen wurden bereits in Abschn. 3.9.4 abgehandelt. Bei einem Teil dieser Krankheitsbilder ist als zusätzliche Voraussetzung für den Tauchgang die Begleitung durch einen medizinisch informierten und erfahrenen Tauchlehrer, mitunter auch eine zweite erfahrene Begleitperson, zu fordern. Dies trifft v. a. für Patienten mit Rückenmarkläsionen und partiellem oder auch komplettem Querschnittsyndrom zu.

Beim Großteil der Erkrankungen, die eine eingeschränkte Tauchtauglichkeit bedingen, sind die neurologischen Ausfälle allerdings nur gering. Bei einer zweiten Gruppe sind die Ausfälle zwar gering, durch das Grundleiden ist aber in absehbarer Zeit eine stärkere Behinderung zu erwarten. Ein Zeitlimit für die Tauchtauglichkeit mit Einschränkung ist in diesen Fällen zu fixieren, in den meisten Fällen begrenzt auf 1 Jahr, gelegentlich auch 2 Jahre.

Die angeführten neurologischen Erkrankungen lassen sich in peripher-muskuläre, spinale und zerebrale Läsionen unterteilen.

Der Restzustand nach der Schädigung eines peripheren Nerven sollte nur auf einen Nerven beschränkt sein und möglichst nicht die Nerven für die Handmuskulatur betreffen wie etwa eine unilaterale Peroneus- oder Femoralisläsion leichter bis mittlerer Ausprägung. Eine beidseitige Peroneusläsion darf nur leichtgradig sein. Die Schädigung von Ulnaris, Medianus und Radialis oder Axillaris darf ebenfalls nur eine leichte Ausprägung aufweisen und sollte nur eine Seite betreffen. Mechanische Hilfsmittel, wie speziell präparierte Flossen oder eine Unterstützungsmechanik des Kniegelenks, sind als Empfehlung für diese Fälle anzuführen.

Gleiches gilt für eine Nervenwurzelschädigung oder eine Plexusläsion sowie für degenerative Erkrankungen des peripheren Nervensystems, aber auch für Muskelerkrankungen.

Bei spinalen Schäden ist ein Behindertentauchen nur in Fällen mit einer Brust- und Lumbalmarkläsion möglich (ab D 4). Die Restsymptomatik darf nur geringgradig sein, Tiefensensibilitätsstörungen sollten fehlen oder nur leicht ausgeprägt sein.

Bei mittelgradiger oder totaler Querschnittsläsion muß ein besonders intensiver „refresher course" im Swimmingpool durchgeführt werden. Beim komplett Querschnittgelähmten müssen außerdem die Schwierigkeit für das Einnehmen der notwendigen Tauchhaltung (Befestigung von Gewichten etc.) und die Gefahr von Verletzungen durch den Ausfall der Rückmeldesysteme für Schmerzen und Temperatur berücksichtigt werden. Beim Anlegen des Tauchgeräts sind besondere Vorsichtsmaßnahmen zu treffen (Gerstenbrand et al. 1989). Nicht unwichtig ist beim total Querschnittsgelähmten die Frage, wie der Tauchkandidat seine gestörte Blasenfunktion regelt.

Bei Schäden des Großhirns ist Tauchen nur bei Teilläsionen des kortikospinalen und kortikobulbären Trakts sowie der aufsteigenden sensorischen Bahnen möglich, mit der zusätzlichen Einschränkung, daß es sich bei den zerebralen Ausfällen um einen Defektzustand nach Hirnverletzung, Hirnentzündung oder nach einem gutartigen Tumor handelt. Kandidaten mit zerebralen Ausfällen durch eine zerebrovaskuläre Erkrankung sind vom Tauchsport auszuschließen, auch wenn es sich nur um eine transitorisch-ischämische Attacke (TIA) gehandelt hat, was auch in der amerikanischen Tauchliteratur besonders betont wird (Hallenbeck 1987). Beim Vorliegen einer spastischen Hemiparese durch eine zerebrale Läsion sollten die Ausfälle nur leichtgradig sein und – auch im Falle einer bilateralen Parese – auf die unteren Extremitäten begrenzt sein. Bei Sensibilitätsausfällen nach einem zerebralen Insult, meist mit einer spastischen Hemiparese kombiniert, muß beachtet werden, daß die Tiefensensibilitätsstörungen nicht dominieren oder besser, überhaupt fehlen. Auch zerebral bedingte sensible Ausfälle sollten nur gering ausgeprägt sein und möglichst nur eine Extremität betreffen. Bei jedem Defekt nach einer zerebralen Schädigung muß gesichert sein, daß kein epileptisches Anfallsleiden vorliegt, aber auch keine erhöhte zerebrale Anfallsbereitschaft besteht. Eine neurologische Spezialuntersuchung unter Einbeziehung des EEG ist bei einem zerebralen Defektzustand daher notwendig.

Bei allen neurologischen Erkrankungen (bzw. bei einem Defekt danach), bei denen eine Tauchtauglichkeit mit Einschränkungen oder in seltenen Fällen eine uneingeschränkte Tauchtauglichkeit zuerkannt wird, ist genau zu untersuchen, ob Medikamente irgendwelcher Art in Form einer Dauertherapie oder auch nur einer „Therapie im Bedarfsfall" genommen werden. Antispastika, Analgetika, β-Blocker, vor allem aber Benzodiazepinderivate und Antihypertensiva, führen zu Nebenwirkungen mit Beeinträchtigungen der „höchsten Hirnleistungen", was die Bescheinigung der Tauchtauglichkeit einschränken kann (s. Abschn. 2.5).

Beim Behindertentauchen kommt der Verwendung von technischen Hilfsmitteln, wie Apparaten zur Gelenkstützung, spezielle Flossen, Einrichtungen am Atemgerät etc., eine große Bedeutung zu.

Bei Gliedmaßenamputationen bzw. angeborenen Veränderungen an den Gliedmaßen mit und ohne neurologische Begleiterscheinungen ist eine „Tauchtauglichkeit mit Einschränkungen" dann gegeben, wenn die Amputation ein Gliedmaß unterhalb des Kniegelenks oder beide Füße betrifft und entsprechend funktionierende technische Hilfsmittel vorhanden sind. Amputationen an den Armen dürfen nur eine Extremität unterhalb des Ellbogengelenks betreffen. Die Verwendung von technischen Hilfen ist bei Armamputierten allerdings mitunter problematisch. Bei jedem amputiertem Taucher ist grundsätzlich vorauszusetzen, daß das Fehlen der Gliedmaßen voll kompensiert ist.

Angeborene Mißbildungen, wie das Fehlen eines Arms oder eines Beins bzw. die Mißbildung einer oder auch mehrerer Extremitäten, führen zur Erteilung einer „eingeschränkten Tauchtauglichkeit", ähnlich wie der spätere Verlust von Extremitäten.

Zusammenfassend ist festzustellen, daß zur Frage des Behindertentauchens bisher nur sehr wenig Erfahrung vorhanden ist und kaum Berichte vorliegen. Demgegenüber ist aber zu erwarten, daß Behinderte sich in zunehmendem Maße dem Tauchsport widmen werden. Neben Behinderten mit Amputationen repräsentieren Behinderte nach neurologischen Erkrankungen oder Erkrankungen des Bewegungsapparats die Hauptgruppe, die für eine Begutachtung der Tauchtauglichkeit in Frage kommt. In den Ausführungen dieses Kapitels wurde versucht, Richtlinien für die Tauglichkeit aufzuzeigen. Prinzipiell müssen aber 2 Bedingungen für die Bescheinigung einer Tauchtauglichkeit bei einer Behinderung, welcher Ursache auch immer, erfüllt werden: die Erteilung der „Tauchtauglichkeit mit Einschränkung" und die „Befristung auf 1 Jahr" (mit der Möglichkeit einer Verlängerung auf 2 Jahre). Nach eingehenden Kontrollen obliegt es dem kompetenten Tauchmediziner, „Beschränkung" oder „Befristung" zu streichen.

3.11 Langzeitschäden nach Tauchen

Bei Nachuntersuchungen wird der Taucharzt u. U. zu der Frage eventueller Spätschäden nach Tauchen Stellung nehmen müssen. Die Literatur über mögliche Langzeitschäden wird immer umfangreicher. Zu der Frage möglicher oder dem Tauchen angelasteter, bleibender Gesundheitsstörungen geben Elliott u. Moon (1993) eine gute Zusammenfassung, die hier den Einzelbetrachtungen im Wortlaut vorangestellt werden soll:

„Seit dem 19. Jahrhundert sind Langzeitschäden bei Berufstauchern beschrieben worden. So ist es beispielsweise unbestritten, daß bedeutende Folgeschäden nach einer nicht völlig behobenen Dekompressionskrankheit vom neurologischen Typ bestehen bleiben. Darüber hinaus sind nur Hörschädigungen und die aseptische Osteonekrose als klinische Entität anerkannt. Andere mögliche Langzeiteffekte sind lediglich als Studienergebnisse einer Berufsgruppe angenommen worden. Den Gegebenheiten entsprechend fand die größte Aufmerksamkeit die Möglichkeit neurologischer oder psychischer Schäden. Zum jetzigen Zeitpunkt gibt es Anhaltspunkte sowohl für als auch gegen die Annahme solcher Spätschäden. Die meisten Abweichungen, die nachgewiesen werden konnten, zum Beispiel im EEG oder neuropathologische Veränderungen, haben dennoch keine feststellbare klinische Relevanz. Deshalb bleibt die Möglichkeit des klinischen Syndroms bei Tauchern und Extauchern, dem keine akute Dekompressionskrankheit in der Vorgeschichte vorausgegangen ist, unbewiesen. Wenn es existiert, ist seine Verbreitung unbestimmt und wahrscheinlich gering. Aktuelle Forschungen werden in der Zukunft vielleicht dieses Problem klären."

Hörschädigungen
Hörschäden können einmal Folgen von Barotraumen sein (s. S. 33). Darüber hinaus kommt es bei Berufstauchern zu Hörverlusten durch Lärmeinwirkungen. 116 Berufstaucher zeigten innerhalb von 6 Jahren eine raschere Hörminderung als ein nicht tauchendes Vergleichskollektiv (Molvaer u. Albrektsen 1990).

Aseptische Knochennekrosen
Um für eine Gesundheitsschädigung eine Dekompressionsätiologie anzunehmen, bedarf es nach Roszahegyi (1989):
1. der genauen Kenntnis des klinischen Bildes,
2. der Kenntnis von Art und Dauer der Exposition und der Entwicklung des klinischen Bildes,
3. des Ausschlusses einer anderen Ätiologie, bei Anwendung aller zeitgemäßen diagnostischen Möglichkeiten.

Aseptische Knochennekrosen bei Druckluftarbeitern oder Tauchern beginnen symptomlos und sind nur durch Röntgenuntersuchungen, Szintigraphie oder Kernspinresonanztomographie durch erfahrene Interpreten zu entdecken. Typischerweise treten sie in Femur, Tibia und Humerus auf, aber auch in anderen Knochenteilen wurden Läsionen beschrieben. Sie können schon nach einmaliger Druckluftexposition auch ohne frühere Dekompressionskrankheit auftreten. So erlitten 5 Matrosen eines gesunkenen U-Bootes 1931 nach gelungenem Ausstieg aus 36,5 m Tiefe Bends. Sie hatten 2 1/2–3 h unter steigendem Luftdruck gestanden, bevor sie aussteigen konnten. Bei 3 Männern, die 12 Jahre später untersucht werden konnte, fanden sich Osteonekrosen (James 1995).

Eine proportionale Zunahme von Knochennekrosen findet sich bei Männern über 30 Jahren und v. a. nach einer Tauchdauer von über 10 Jahren.

Röntgenuntersuchungen bleiben die Basismaßnahme, die nur in Zweifelsfällen durch eine Computertomographie und Kernspinresonanztomographie erweitert werden soll. Die Knochenszintigraphie ist zu unspezifisch.

Andere Ursachen wie Alkoholabusus, steroide Behandlungen, Sichelzellanämien, rheumatische Arthritis, Morbus Gaucher und Behandlun-

gen mit Phenylbutazon müssen differentialdiagnostisch ausgeschlossen werden.
Die umfangreiche Literatur zusammenfassende Darstellungen geben McCallum u. Harrison (1993), Alnor et al. (1964) und van Laak (1991).

Mögliche Langzeitschäden
Lungen
Erhöhte alveolare CO_2-Werte mit inadäquaten Rückwirkungen auf die Atmung bei Tauchern sind mehrfach beschrieben worden. Wenn auch diese CO_2-Retention wahrscheinlich harmlos und für das Tauchen eher günstig ist, kann die Hyperkapnie ein Faktor bei Bewußtlosigkeiten unter Wasser (Morrison et al. 1978), O_2-Toxizität oder akuter Dekompressionskrankheit sein (Lanphier u. Camporesi 1982).
Im allgemeinen haben Taucher eine vergleichsweise große Vitalkapazität. Sie kann aber im Laufe der Jahre progressiv abnehmen, möglicherweise nur altersbedingt, aber auch durch obstruktive Veränderungen, die aber auch durch Rauchen und Staubexposition begünstigt werden (Elliott et al. 1990; Faesecke 1990). Diese Schäden und Störungen der pulmonalen Gasdiffusion wurden aber fast nur bei Tieftauchern (um 400 m Wassertiefe) nach Sättigungstauchen gefunden.

Neurologische und psychische Effekte
Seit der Hypothese von Roszahegyi (1967) über Enzephalopathien bei Tauchern haben Publikationen zu dieser Frage zugenommen. Nur 3,9 % der Taucher mit Dekompressionskrankheit blieben ohne Symptome oder Veränderungen. Impotenz und neurologische Störungen der unteren Extremitäten waren oft noch Monate danach vorhanden. Es wird aber als wahrscheinlich angenommen, daß die damalige Rekompressionsbehandlung nicht der heutigen, mit Sauerstoff, gleichzusetzen ist. Periphere neurologische Abnormitäten ließen sich dagegen nach jüngeren Untersuchungen von Tieftauchern nicht feststellen.
Weiter wurden von Tieftauchern (190–500 m Tiefe) Symptome wie Müdigkeit, Stimmungslabilität, Reizbarkeit, Konzentrations- und Gedächtnisstörungen sowie neurovegetative Störungen wie Diarrhöen und Obstipationen, Palpitationen, gesteigerte Schweißneigung und sexuelle Dysfunktionen berichtet. Wenn auch Hinweise über solche funktionellen Defizite bei Tauchern ohne anamnestische Dekompressionskrankheit selten sind, gibt es dennoch nach den bisherigen Untersuchungen mögliche Pathomechanismen, die derartige Veränderungen hervorrufen können. Die weitere Verbreiterung solcher Symptome bei Sättigungstauchern zeigt doch eine gewisse klinische Signifikanz und sollte durch weitere Untersuchungen geklärt werden (Elliott u. Moon 1993).

EEG-Veränderungen sind vielfach beschrieben worden, sie sind aber meist nicht spezifisch und nicht sicher auf das Tauchen zu beziehen. Computertomographische Untersuchungen sind zum Screening von Langzeitschäden nicht angezeigt.

Die Hypothese einer progressiven Enzephalopathie als Folge wiederholter asymptomatischer Dekompression läßt sich nicht bestätigen. Dagegen sprechen auch frühzeitige und anhaltende Besserungen von Rückenmarkschäden nach Dekompressionskrankheit innerhalb einiger Monate. Bei Sporttauchern sind Langzeitschädigungen dieser Art offensichtlich geringer. Ein sehr guter Überblick dieses Problems über seine pathologischen und klinischen Ergebnisse und die Verwendung der bildgebenden Verfahren wurde von Welslau (1994) nach einem Vortrag von D. Elliott publiziert.

Augenhintergrundveränderungen
Die bei Tauchern (s. S. 25) beschriebenen Veränderungen werden oft auch bei älteren Personen beobachtet. Weitere Langzeitbeobachtungen werden nötig sein, um die Signifikanz dieser Veränderungen näher zu bestimmen.

Weitere Langzeiteffekte
In Tierversuchen wurde nach Heliumexposition von 5 bar eine Hypertrophie des Herzens beobachtet. Ebenfalls in Tierversuchen fanden sich Fertilitätsminderungen bei Mäusen. Ein sicherer Zusammenhang ähnlicher Beobachtungen mit dem Tauchen ließ sich beim Menschen nicht beweisen.

Von Daugherty (1994) wurden bei Berufstauchern 4 Fälle von Muskelschwellungen beschrieben, deren sonst unklare Ursache möglicherweise durch ein muskuläres Lymphödem bedingt ist. Sie reagierten nicht auf Rekompressionsbehandlung, bildeten sich aber mit der Zeit ohne Folgeerscheinungen zurück.

Morbidität und Mortalität
Von Hoiberg u. Blood (1985) wurden die Krankenhauseinweisungen von 11 584 US-Marinesoldaten mit denen von 11 517 Kontrollpersonen der Jahre 1968-1979 verglichen. Die Taucher hatten eine höhere Hospitalisationsrate als die Nichttaucher, verständlicherweise gegeben durch umgebungsbedingte Erkrankungen, weiter durch Nasenscheidewandverbiegungen und für die Lebensalter von 23-28 Jahren wegen Gelenkbeschwerden. Bei der Kontrollgruppe standen die stationären Behandlungen in höheren Prozentsätzen wegen streßbedingter Erscheinungen, darunter Alkohol- und Drogenmißbrauch, und wegen Herz-Kreislauf-Beschwerden im Vordergrund.

In einer weiteren Untersuchung hatten Taucher eine deutlich geringere Morbidität und Mortalität bis zu einem Alter von 41 Jahren. Nach dem 41. Lebensjahr bestanden keine Unterschiede mehr zwischen Tauchern und Kontrollpersonen (Hoiberg 1986). Bei 328 Tauchern nach anamnestischer Dekompressionskrankheit waren die stationären Behandlungen häufiger als bei 1088 Tauchern ohne Dekompressionskrankheit. Die Behandlungen erfolgten wegen Kopfschmerzen, Beschwerden im Muskel- und Skelettsystem, Erkrankungen des Gefäß- und des Respirationstraktes und wegen Alkohol- und Drogenabusus. Todesfälle, bedingt durch eine Dekompressionskrankheit, gab es nicht. Diese Zahlen sind nach Hoiberg (1986) zu gering, um detaillierte Schlüsse daraus zu ziehen.

Anhänge

Die Untersuchungsformulare und Richtlinien der GTÜM sind zu beziehen über:
Geschäftsstelle der GTÜM e. V., Dunantring 58, 65936 Frankfurt am Main.

A Richtlinien für die Tauglichkeitsuntersuchungen von Sporttauchern (GTÜM)

1. Allgemeines

Beim Tauchen erhöht sich der Umgebungsdruck um ca. 1 bar pro 10 m Wassertiefe. Die Druckänderungen wirken sich im wesentlichen auf die luftgefüllten Körperhöhlen und die Atemgase aus. Weiter spielen veränderte Umgebungsbedingungen wie die Sichtverhältnisse, die Kälte und unvorhersehbare Anstrengungen eine Rolle. Tauglichkeitsuntersuchungen für andere Sportarten, auch für das Fliegen, sind deshalb nicht mit der Tauchtauglichkeit gleichzusetzen.

2. Anwendungsbereich

Für das Sporttauchen gibt es, im Gegensatz zum Berufstauchen, gegenwärtig keine gesetzlichen Regelungen und keinen Zwang zu ärztlicher Untersuchung. Die ärztliche Tauglichkeitsuntersuchung für Sporttaucher ist ein konsultativer Akt mit präventivem Charakter. Aus versicherungsrechtlichen und Haftungsgründen sollte niemand ohne ärztliche Tauglichkeitserlaubnis zum Tauchen zugelassen werden.

3. Geltungsbereich

Das Untersuchungsformular für die Tauglichkeitsuntersuchung von Sporttauchern, GTÜM e. V. 1992, wurde in Zusammenarbeit mit deutschen Tauchverbänden erarbeitet. Seine Übernahme, mit freigestellter eigener Kopfgestaltung, wird allen deutschsprachigen Tauchverbänden empfohlen. Es kann von diesen mit dem Vermerk „nach den Richtlinien der GTÜM e. V. 1992" übernommen werden, wenn es in dem Originalformular der GTÜM e. V. in allen Punkten entspricht. Muster von Untersuchungsformularen mit individueller Kopfgestaltung sind der GTÜM e. V. zur Genehmigung vorzulegen.

4. Ergänzende Erläuterungen zum Untersuchungsbogen GTÜM 92

Die Tauchtauglichkeitsurteile sind:
- tauglich,
- tauglich mit Einschränkungen,
- nicht tauglich.

Eine Tauglichkeit mit Einschränkung ist auszusprechen bei:
- Jugendlichen unter 16 Jahren für das Tauchen mit Druckgasgeräten (s. 5. Altersgrenzen).
- Behinderten.

Als Behinderte gelten Kandidaten mit körperlichen Fehlern, Mängeln und Funktionseinschränkungen sowie Krankheiten, für die eine relative Kontraindikation unter Punkt 6. aufgeführt ist.
Insbesondere von Behinderten sollte ein entsprechendes Maß an Eigenverantwortlichkeit gefordert werden.
Die Einschränkung im Urteil bezieht sich nicht auf bestimmte Tauchgeräte oder Tauchtiefen, sondern auf Tauchbedingungen und Umstände. Diese sind für Jugendliche die Auflage, in Freigewässern nur als Mitglied einer Gruppe unter Leitung eines erfahrenen Tauchers zu tauchen und/oder die Vermeidung besonderer Schwierigkeitsgrade wie Eis- oder Höhlentauchen, Tauchen in starken Strömungen oder ungünstigen Umgebungsverhältnissen.

Die Festsetzung der „Einschränkung" steht im Ermessen des Untersuchers.

Die Bescheinigung über das Tauglichkeitsurteil muß auf einer Kopie der noch nicht ausgefüllten Seite 4 des Untersuchungsformulars (untere Hälfte) erfolgen.

5.1 Altersgrenzen

Im Prinzip gibt es keine Altersgrenzen. Für ältere Kandidaten ist der medizinische Gesamtaspekt sowie die geistige und kardiopulmonale Leistungsfähigkeit entscheidend.

Die Grenze für Kinder und Jugendliche wird vorwiegend durch ihre geistige und psychische Reife gegeben. Die Tauchtauglichkeit ist im Alter von weniger als 12 Jahren in der Regel nicht gegeben. Bis zum 16. Lebensjahr ist das Tauchen mit Atemgerät nur als Mitglied einer Gruppe unter Leitung eines erfahrenen Tauchers, gegebenenfalls nur bei Einzelbetreuung durch einen erfahrenen Taucher gestattet.

5.2 Geschlecht

Zwischen Männern und Frauen gibt es für das Tauchen keine grundlegenden Unterschiede mit Ausnahme der Schwangerschaft. Wegen der Gefahr einer möglichen Fruchtschädigung soll in der Schwangerschaft nicht mehr mit Druckluftgeräten getaucht werden.

6.1 Untersuchung

Der Untersuchungsvorgang beinhaltet eine gründliche internistische Untersuchung, eine neurologische Untersuchung und die Beurteilung der Psyche sind Bestandteil dieser Untersuchung.

Eine Röntgenuntersuchung der Thoraxorgane ist für jede Erstuntersuchung erforderlich, Kontrollen sollten nach jeder schweren Lungenerkrankung erfolgen.

Kann die Tauglichkeit nach den im Teil B aufgeführten Untersuchungen nicht vollständig beurteilt werden, sind vom Arzt ergänzende Untersuchungen bzw. die Beurteilung durch andere Fachbereiche einzuholen. Die endgültige Beurteilung liegt beim erstuntersuchenden Arzt. Das Ergebnis der Untersuchung sollte mit dem Kandidaten besprochen werden.

6.2 Anamnese

Im Teil A des Untersuchungsbogens soll die von dem Kandidaten unterschriebene Krankheitsvorgeschichte unterschriebene Krankheitsvorgeschichte nochmals mit dem Untersuchten besprochen und gegebenenfalls ergänzt werden.

Ergeben sich aus der Vorgeschichte Krankheiten wie z. B. Epilepsie, mittelschwere und schwere Hirnverletzung, Spontanpneumothorax oder Suchtkrankheiten, so erübrigt sich eine weitere Untersuchung. Bei Einnahme von **Medikamenten** ist neben Hinweisen auf eine Grundkrankheit zu berücksichtigen, daß es für bestimmte Medikamente unter erhöhtem Umgebungsdruck zu potenzierter und unvorhersehbarer Wirkung kommen kann.

Als unvereinbar mit dem Tauchen gelten: Barbiturate, Alkohol, alle Suchtmittel, Anaesthetika, Sympathikomimetika und Antiarrhythmika. Soweit als möglich sollten alle Medikamente, außer Externa, 24 Stunden vor dem Tauchen abgesetzt werden. Kandidaten mit Asthma, Diabetes und Bluthochdruck erfordern eine besondere Beurteilung.

6.3 Körperliche Untersuchung

Körpergewicht: Ein Übergewicht von mehr als 30 % nach Broca (Körpergröße in cm weniger 100 = Sollgewicht) gilt nach dem Grundsatz 31 der Berufsgenossenschaften als Ausschlußkriterium, weil Fett vermehrt Stickstoff absorbiert. Bei Adipositas besteht eine größere Neigung zum Auftreten einer Dekompressionskrankheit.

Für Sporttaucher ist die kardiopulmonale Leistungsfähigkeit ein wesentlicher Beurteilungsfaktor.

6.4 Haut

Für Hauterkrankungen oder bei ausgedehnten Narben gilt entsprechend dem G 31, das vom Tauchen abzuraten ist, wenn hierdurch eine Verschlimmerung der Erscheinungen entsteht oder die körperliche Funktion wesentlich behindert wird.

6.5 Augen

Die Augen sind das wichtigste Orientierungsmittel unter Wasser. Für den Nahbereich muß das Sehvermögen das Ablesen der wichtigsten Instrumente (Tiefenmesser, Uhr und Druckmesser) gewährleisten. Über Wasser muß eine Orientierung über große Entfernungen möglich sein. Refraktionsanomalien sind gegebenenfalls vom Augenarzt auszugleichen.

Relative Kontraindikationen:
- Einäugigkeit,
- Zustand nach Keratoplastik, Tauglichkeit erst nach Einheilen des Implantates (mindestens 2 Jahre).

Absolute Kontraindikationen:
- Sehschärfe des besseren Auges mit und ohne Korrektion < 0,5,
- enger Kammerwinkel,
- Weitwinkelglaukom mit Sehnervenschaden und/oder Zustand nach fistulierender Operation,
- Kunstauge aus Glas,
- harte Kontaktlinsen.

6.6 Nase, Nasennebenhöhlen, Ohren:

Für die luftgefüllten Körperhöhlen, besonders für die starrwandigen Nasennebenhöhlen und das halbstarre Mittelohr, besteht die Gefahr eines Barotraumas. Die Ausführungsgänge bzw. die Eustachische Röhre müssen für die Belüftung der Höhlen durchgängig sein, um beim Tauchen den erforderlichen Druckausgleich möglich zu machen.

Relative Kontraindikationen:
- Otitis externa oder Obstruktionen des Gehörganges,
- Tubenverschluß, Lagerungsschwindel,
- Tympanoplastik,
- Mastoidektomie,
- Gaumenspalten.

Absolute Kontraindikationen:
- offene Trommelfellperforationen,
- chronische Otitis media,
- Cholesteatom,
- Zustand nach Radikaloperation,
- Stapedektomie oder Tympanoplastik Typ III,
- Ruptur des runden oder ovalen Fensters,
- Morbus Ménière,
- Zustand nach Trommelfelloperation mit atrophischer Vernarbung,

- Tracheotomie,
- Laryngozelen,
- Laryngektomie,
- doppelseitige Rekurrensparese,
- komplette Fazialsparese, ein- oder doppelseitig.

6.7 Atmungsorgane

Beim Tauchen mit Druckgasgeräten ist die Gefahr eines Lungenüberdruckunfalls ein bedeutendes und oft dramatisches Risiko für tödliche Unfälle. Unter Wasser wird aus Druckgasflaschen über einen Atemregler eingeatmet. Dieser gibt das Atemgas bei erhöhtem Umgebungsdruck (entsprechend der Tauchtiefe) frei. Die eingeatmete Luft ist dabei dem jeweiligen Wasserdruck angepaßt, d. h. mit zunehmender Wassertiefe steigt auch der Druck der eingeatmeten Luft. Kann beim Auftauchen (Dekompression) das in der Lunge sich ausdehnende Gas nicht ungehindert abströmen, kommt es zum Überdruck der Lungen mit Ruptur der Alveolen und Einbruch von Luft in die Blutbahn. Durch dieses Barotrauma entsteht oft eine massive arterielle Luftembolie, die meist über eine Hirnembolie zum Ertrinken führt.

Relative Kontraindikationen:
- Obstruktionen entzündlicher Ursache,
- Asthma bronchiale,
- Belastungs- und kälteinduziertes Asthma,
- Pleuranarben (auch Zustand nach thoraxchirurgischen Eingriffen),
- restriktive Ventilationsstörungen.

Absolute Kontraindikationen:
- Spontanopneumothorax in der Vorgeschichte,
- ausgeprägtes Asthma bronchiale,
- Kavitäten,
- Zysten,
- Emphysemblasen.

6.8 Herz/Kreislauf

Neben dem Ausschluß von Erkrankungen des Herzens oder Kreislaufs soll durch Funktionstests gesichert werden, daß eine ausreichende Leistungsfähigkeit besteht, die zur Bewältigung bestimmter Begleitumstände beim Tauchen notwendig ist. Die Begleitumstände sind die Kälte

der Umgebung, unvorhergesehene Anstrengungen, Angst- und Panikreaktionen.
Die Kälte bewirkt eine Vasokonstriktion mit Blutdruckerhöhung, eine Tachykardie und unter Umständen Koronarspasmen. Körperliche Belastungen sind oft schon vor dem Tauchen mit dem Tragen der Geräte und Ausrüstung verbunden. Unter Wasser können Strömungen eine erhebliche Kraftanstrengung erfordern. Nach Auftauchen sind unter Umständen größere Schwimmstrecken mit leerem Gerät zurückzulegen.

Relative Kontraindikationen:
- Schrittmacherträger,
- Herzrhythmusstörungen, die auf Medikamente eingestellt sind,
- asymptomatischer Mitralklappenprolaps,
- Hypertonie,
- Nachweis von offenem Foramen ovale,
- Zustand nach Herzinfarkt oder PTCA, wobei eine Tauchtauglichkeit gegeben sein kann bei einer Eingefäßerkrankung
  mit Zustand nach Herzinfarkt vor 1 Jahr, wenn keine Arrhythmie besteht und Blutdruckverhalten und Belastungs-EKG normal sind.

Absolute Kontraindikationen:
- Herzvitien mit Rechts-links-Shunt (Vorhof- und Ventrikel-septum-Defekte),
- Aorten- und Mitralstenosen,
- primäre Kardiomyophatien.

6.9 Abdominalorgane

Beim Auftauchen kann das zunehmende Gasvolumen im Verdauungstrakt dann zum Barotrauma führen, wenn die Gasvolumina abgeschlossen werden. Bei Bauchwandhernien kann es zur Inkarzeration kommen, im Magen, in seltenen Fällen, zur Magenruptur. Bei Zwerchfellhernien kann durch Erhöhung des intraabdominellen Druckes eine Refluxösophagitis auftreten. Weiter sind Erkrankungen auszuschließen, die mit Wahrscheinlichkeit zu plötzlichen Beschwerden führen können und deswegen einen zu schnellen Aufstieg erfordern könnten.

Relative Kontraindikationen:
- Refluxkrankheiten,
- Anus praeter nach Ileokolostomie,

- chronische entzündliche Darmerkrankungen,
- Ulkuskrankheit,
- Dumpingsyndrom,
- Zwerchfellhernien.

Absolute Kontraindikationen:
- Achalasie,
- Ösophagusdivertikel,
- schwere Refluxkrankheiten,
- Bauchwandhernien.

Keine Kontraindikationen:
- Hämorrhoiden.

6.10 Urogenitalsystem

Relative Kontraindikationen:
- chronische Glomerulonephritis,
- chronische Pyelonephritis,
- Prostataadenom.

Absolute Kontraindikationen:
- Urinfisteln,
- Zustand nach Nierentransplantation oder Dialysepatienten,
- Zystenniere (polyzistische Degeneration).

Keine Kontraindikationen:
- Hydrozelen, Spermatozelen oder Varikozelen.

6.11 Bewegungsapparat

Entscheidend für die Tauglichkeit ist die Funktionsfähigkeit der Wirbelsäule und der Extremitäten, nicht der Röntgenbefund.

Relative Kontraindikationen:
- Amputationen von Extremitäten,
- chronisch rezidivierendes Lumbalsyndrom,
- aseptische Knochennekrosen,
- Gelenkprothesen,
- muskuläre Erkrankungen im Initialstadium, Myopathie, Myositis.

Absolute Kontraindikationen:
- habituelle Luxationen (z. B. Schultergelenk).

6.12 Psyche

Etwa 75 % aller Todesfälle beim Tauchen sind durch Fehlverhalten verursacht. Es ist deshalb ein wesentliches Untersuchungsziel, Personen vom Tauchen fernzuhalten, die auf Grund ihrer Persönlichkeitsstruktur oder wegen einer psychischen Erkrankung nicht in der Lage sind, einen Tauchgang sicher zu planen und durchzuführen, auf Änderungen der Umgebungsbedingungen richtig zu reagieren und mit gefährlichen Situationen fertig zu werden.

Absolute Kontraindikationen:
- schizophrene Psychosen (alle Unterformen und ein Defektzustand),
- manisch-depressives Kranksein (MDK):
  - endogene Depression,
  - manisches Zustandsbild und Submanie;
- Psychopathiesyndrom (abnorme Persönlichkeitsentwicklung nach DSM III),
- Pseudopsychopathiesyndrom (U. H. Peters),
- temporobasales Syndrom,
- hysterische Reaktionsbereitschaft;
- Neurosen:
  - Angstneurosen,
  - Zwangsneurosen,
  - Neurosen verschiedener Art, die ärztliche Behandlung benötigen;
- Phobien:
  - Agoraphobie,
  - Klaustrophie,
  - andere Phobien, die ärztliche Behandlung benötigen;
- Suchtkrankheiten:
  - Alkoholismus,
  - Medikamentensucht,
  - Drogensucht,
  - andere Suchtformen;
- dementielle Syndrome verschiedener Ätiologie,
- chronische Intoxikationen.

6.13 Neurologische Erkrankungen

Voraussetzung für das Tauchen ist eine ungestörte Funktion des zentralen und peripheren Nervensystems, unter anderem als Integrationszentrum für die visuelle Wahrnehmung, die Raumerkennung, die Raumorientierung und die Orientierung am eigenen Körper.

Relative Kontraindikationen:
- Zustand nach Commotio cerebri (leichte Hirnverletzungen),
- Zustand nach Operation gutartiger Hirntumoren,
- neurale Muskelatrophien (Initialstadium),
- Polyneuropathie,
- Zustand nach Hemilaminektomie,
- Trigeminusneuralgie,
- neurologische Erkrankungen, bei denen trotz Defektsymptomen eine Tauglichkeit mit Einschränkungen möglich ist:
  - neuromuskuläre Erkrankungen,
  - periphere Nervenläsion, singulär-partiell, beidseitig, mehrfach, einseitig,
  - Nervenwurzelschäden, beidseits, singulär, mehrfach, einseitig,
  - Systemerkrankungen des peripheren Nervensystems im Initialstadium, wie peroenale Muskelatrophie und Roussy-Leva-Syndrom (ohne zerebellare Komponente),
  - spinale Schäden, partiell, ab D4 (traumatisch, mechanisch, Meningeom), entsprechend einer Querschnittssymptomatik mit spastischer Paraparese, mit dissoziierter Sensibilitätsstörung und/oder mit geringen Tiefensensibilitätsausfällen,
  - Brown-Sequard-Syndrom, spinale Schäden ab D 4,
  - zerebrale Herdläsion (traumatisch, Meningeom):
    - frontoparietal (subkortical oder kortikale Mantelkante)
    - spastische Hemiparesen geringen Grades, armbetont oder beinbetont – gering bis mittelgradig spastische Paresen beide Beine betreffend.

Absolute Kontraindikationen:
- zerebrovaskuläre Erkrankungen mit Folgeerscheinungen (apoplektischer Insult, transistorische ischämische Attacke),
- Migräne (mehr als 12 Anfälle pro Jahr),
- Epilepsie,
- Myasthenia gravis,
- multiple Sklerose,

- Zustand nach Dekompressionskrankheit Typ II mit bleibenden neurologischen Ausfällen,
- Stirnhirnschäden mit Frontalhirnsyndrom,
- Temporallappenschäden mit Temporallappenausfällen,
- Okzipitallappenläsion mit Störungen des Sehzentrums (Hemianopsien), Raumorientierungsstörungen etc.),
- organische Demenz nach diffusen oder multilokulären Hirnschäden,
- Erkrankung des Gehirns, Kleinhirns, Hirnstamms, Rückenmark und des peripheren Nervensystems mit permanentem Defektzustand.

6.14 Stoffwechsel und Bluterkrankungen

Übergewicht: Hyperlipoproteinämie und Hyperurikämie sind im Rahmen des klinischen Gesamtbildes zu beurteilen.

Einflüsse auf diese Stoffwechselerkrankungen durch das Tauchen sind bislang nicht bekannt.

Diabetes: Die Frage der Tauglichkeit wird in der Tauchmedizin kontrovers beurteilt. Die Hauptgefahr für einen Diabetiker liegt im Auftreten hypoglykämischer Zustände unter Wasser. Bei relativer Kontraindikation kann zum Tauchen nur geraten werden, wenn:
- bei Diabetes I keine Gefäßveränderungen bestehen, wenn der Kandidat in der Lage ist, unter eigener Blutzuckerkontrolle seine Stoffwechsellage im Gleichgewicht zu halten und
- wenn er in den letzten Jahren keine hypoglykämischen Zustände hatte, bei Diabetes II keine Mikroangiopathien erkennbar sind und er diätetisch oder mit Medikamenten gut eingestellt ist.

Bluterkrankungen:
Relative Kontraindikation: Anämien.

Absolute Kontraindikationen:
Sichelzellenanämie, Polyzytämie, Leukämie, Hämophilie.

7. Nachuntersuchungen

Bei unauffälligem Befund sollte nach 2 Jahren, bei Alter über 40 Jahren nach einem Jahr, nachuntersucht werden. Der Untersucher kann bei bestimmten Befunden oder eingeschränkter Tauglichkeit kürzere Untersuchungsintervalle festlegen.

Weiterführende Literatur:

Edmonds, C, Lowry C, Pennefather J (1992) Diving and subaquatic medicine, 3rd edn. Butterworth-Heinemann, Oxford
Ehm O. F. , (1995) Tauglichkeitsuntersuchungen bei Tauchern, 2. Aufl. Springer Berlin Heidelberg New York Tokyo

B Tauchuntersuchungsformular für Sporttaucher (GTÜM)

Gesellschaft für Tauch- und Überdruckmedizin e.V.

TAUGLICHKEITS-UNTERSUCHUNG FÜR SPORTTAUCHER

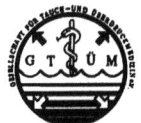

nach den Richtlinien der GESELLSCHAFT für TAUCH- und ÜBERDRUCKMEDIZIN e.V.
weitere Erläuterungen in den Richtlinien, erhältlich über das Sekretariat der GTÜM e.V.

Untersuchender Arzt
Adresse / Stempel:_____

Teil A ist vom Untersuchten selbst auszufüllen (Druckschrift oder Schreibmaschine). Alle Angaben und ärztlichen Feststellungen unterliegen der ärztlichen Schweigepflicht, von der nur der Untersuchte den Arzt befreien kann. Die Schweigepflicht besteht auch über den Tod des Untersuchten hinaus. Dieser Untersuchungsbogen verbleibt beim Arzt, er kann aber auch dem Untersuchten selbst ausgehändigt werden. Es liegt im ausschließlichen Interesse des Untersuchten, die Fragen wahrheitsgemäß zu beantworten. Durch eigenhändige Unterschrift wird dies bestätigt. Vor dem Ausfüllen muß eine Kopie der unteren Hälfte von Seite 4 dieses Bogens als Tauchtauglichkeits-Bescheinigung angefertigt werden (zur Aushändigung an den Untersuchten).

PERSONALIEN

Name, Vorname : _____ Geb.Datum : _____

Adresse : _____ Beruf : _____

SPORTLICHE BETÄTIGUNG

Hatten Sie jemals einen Tauchzwischenfall oder Tauchunfall? (was/wann):

_____

(z.B. Dekompressionsunfall, Luftembolie, Barotrauma, Trommelfellriß, Schwindel oder häufiger Kopfschmerz beim Tauchen)

Bisherige Tauchgänge (Anzahl) : _____

Sonstige Sportarten (was/wie oft) : _____

KRANKHEITSVORGESCHICHTE

O **GESAMTE** Vorgeschichte

  oder

O **ERGÄNZUNGEN** seit letzter Untersuchung vom:_____
   (nur möglich, wenn Untersuchungsbogen der letzten Untersuchung dem Arzt vorliegt)

Hatten Sie Krankenhaus- oder Heilstättenbehandlungen, Operationen, größere Verletzungen oder Unfälle? (was/wann):

_____

_____

Haben oder hatten Sie Beschwerden oder Erkrankungen folgender Organe oder Körperfunktionen? (was/wann):

- **Kopf, Gehirn, Nervensystem:**

(Schädelhirnverletzung, incl. Gehirnerschütterung, Drehschwindel, Gleichgewichtsstörungen, häufiger Kopfschmerz, Migräne, Anfall mit Bewußtlosigkeit, epileptische Anfälle, Seekrankheit, Lumbago, irgendwelche sonstigen neurologischen Erkrankungen)

- **Psyche:**

(Neigung zu Angstreaktion, Beklemmung in engen Räumen oder auf freien Plätzen, Panikattacke, Depression oder depressive Phasen, sonstige psychische Erkrankungen)

- **Augen:**

(Herabsetzung des Sehvermögens, Brillenträger, Kontaktlinsen)

- **Nase, Nasennebenhöhlen:**

(häufige Katarrhe, Heuschnupfen, häufig Nasenbluten nach dem Tauchen, Stirn- oder Kieferhöhlenentzündungen)

- **Ohren:**

(Mittelohrentzündung, Gehörgangsentzündung, Trommelfellriß, Ohrensausen, Schwindel, Hörstörung)

- Seite 1 -   © Copyright by GTÜM e.V.

Atmungsorgane:

(Tuberkulose, Lungenentzündung, Rippenfellentzündung, Asthma, länger dauernde Bronchitis, Spontanpneumothorax, Atemnot durch leichte Anstrengung oder kalte Luft)

- Herz-Kreislauf-System:

(Herzfehler, Herzmuskelentzündung, Engegefühl / Schmerz im Brustkorb, evtl. ausstrahlend, Herzrhythmusstörung, erhöhter Blutdruck, Venenentzündung, Durchblutungsstörungen)

- Verdauungsorgane:

(Aufstoßen oder Sodbrennen, Magen- und Zwölffingerdarmgeschwüre, Koliken, Leistenbrüche)

- Nieren, Harnwege, Geschlechtsorgane:

(Nierenentzündungen, Nierenbecken- oder Blasenentzündung, Nierensteine)

- Haut, Knochen, Gelenke:

(Allergien, Gelenkrheumatismus, Hexenschuß, Bandscheibenschäden, häufige Gelenkluxationen)

- Stoffwechsel:

(Über- oder Unterfunktion der Schilddrüse, Tetanie, Gicht, Zuckerkrankheit, Fettstoffwechselstörungen)

- bei Frauen: **Schwangerschaft?**

Hatten Sie fieberhafte Erkrankungen in den letzten Monaten? (was/wann):

Hatten oder haben Sie sonstige Krankheiten, Fehler oder Beschwerden, nach denen nicht ausdrücklich gefragt ist? (was/wann):

Wieviel Alkohol trinken Sie? (Art/Menge) :_____ Rauchen Sie? (Art/Menge):_____

Welche Medikamente nehmen Sie? (wieviel) :_____

Letzte **Röntgenaufnahme** d. Lunge (wann/wo) :_____

Letztes Ruhe- oder **Belastungs-Ekg** (wann/wo) :_____

Ort, Datum:_____ Unterschrift:_____

Teil B ist vom untersuchenden Arzt auszufüllen. Die Untersuchung ist gegebenenfalls entsprechend dem klinischen Bild zu erweitern und durch Facharzt-Befunde zu ergänzen. Eine erweiterte Untersuchung kann auch bei Tauchlehrern, Wettkämpfen oder bei Erstuntersuchung von Tauchern über 40 J. erforderlich sein. Nachuntersuchungen sind bei unauffälligem Befund nach zwei Jahren, bei einem Alter über 40 J. nach einem Jahr erforderlich, außerdem nach schweren Erkrankungen. Gegebenenfalls sind bei bestimmten Befunden oder bei eingeschränkter Tauglichkeit auch kürzere Untersuchungsintervalle möglich. Eine eingeschränkte Tauglichkeit kann z.B. bei Jugendlichen oder bei Behinderten gegeben sein. Tiefenbeschränkungen sind im allgemeinen nicht sinnvoll.

KÖRPERLICHE UNTERSUCHUNG

Alter:_____ Jahre Größe:_____ cm Gewicht:_____ Kg

Allgemeinzustand:

(Ernährungszustand, Ödeme, Mißbildungen, Amputationen)

Haut:

(Dermatosen, allergische Erscheinungen)

Kopf: - Augen:

(Pupillenreaktionen, Sehschärfe r / l, bei Brillenträgern Dioptrienzahl, eine augenärztliche Untersuchung ist sinnvoll, wenn: a) binokulare Sehleistung <0,7, b) Alter > 50 J., Alter > 40 J. und Hyperopie, d) Glaukom bekannt oder vermutet, e) Z.n. Katarakt-OP)

- **Nase, NNH:**

(unbehinderte Nasenatmung? Anhalt für purulente oder allergische Rhinitis / Sinusitis?)

- **Ohren:**

(Gehörgänge, Trommelfellbefund: Perforation? Atrophische Narbe - Belastbarkeit während Valsalva-Manöver? - Tubendurchgängigkeit? - Hörvermögen r / l bei Flüstersprache?)

- Mundhöhle/Tonsillen/Rachenraum:

(Barotraumagefahr bei massiver Karies u. schlechten Zahnfüllungen, chron. Tonsilitis? Pharyngitis?)

Hals :

(Struma, Lymphknotenvergrößerung, Geräusche über der Carotis - Carotisstenose?)

Thorax:

(symmetrische Atemexkursion? Die inspiratorisch-expiratorische Umfangsdifferenz in Höhe der Mamillen sollte 5 cm nicht unterschreiten)

Lunge:

(Perkussion und Auskultation)

Herz/Kreislauf:

(Perkussion und Auskultation, Pathologische Herzgeräusche bedürfen kardiologischer Abklärung, - RR / Puls)

Abdomen:

(Leber- oder Milzvergrößerung? pathologische Resistenzen? Hernien?)

Urogenitaltrakt:

(Nierenlager-Klopfschmerz?)

Bewegungsapparat:

(Skoliose? Wirbelsäulenblockierung - HWS, LWS? Klopfschmerz der Wirbelsäule, Blockierung von Extremitätengelenken)

ZNS/peripheres Nervensystem:

(Optomotorik incl. Pupillomotorik, Gesichts- und Schluckmotorik, Extremitätenmotorik - Atrophien, Paresen, Reflexstatus, pathologische Reflexe - Koordination der Motorik, Fingertremor, Romberg, Sensibilität - halbseitiger, radikulärer, peripherer Ausfall, frontale Zeichen, neurologische Ausfälle bedürfen einer fachärztlichen Untersuchung)

Vegetativum:

(vermehrte Schweißneigung, Dermographismus)

Psyche:

(Angstreaktionen, Klaustro- oder Agoraphobie. Paniksyndrom, psychotische Zeichen, Suchtkrankheit - incl. Alkohol, paranoide Reaktionen, Halluzinationen, Stimmungslage - gehoben, depressiv, Antriebsminderung, Reaktionsverlangsamung, sonstige Verhaltensstörungen, psychische Auffälligkeiten bedürfen einer fachärztlichen Untersuchung)

SPEZIELLE UNTERSUCHUNGEN

Rö-Thorax
Beurteilung:_____
(bei jeder Erstuntersuchung, möglichst in zwei Ebenen, - bei Nachuntersuchungen nur, wenn klinisch angezeigt)

Lungenfunktion

		Istwert	Sollwert	% der Norm
Ruhe-Vitalkapazität	VC			
Forcierte Vitalkapazität	FVC			
Expirator. Sek. Kapazität	FEV 1			
Quotient FEV 1/ VC	(%)			

Beurteilung:_____
(obstruktive oder restriktive Ventilationsstörung? Ggf. Bodyplethysmographie / CO-Diffusion)

Labor
BB: Hb : _____ g/dl **SERUM:** BZ nü. : _____ g/dl **URIN:** Mehrfach-Stäbchentest:

Erys : _____ /fl   unauffällig / auffällig

Leukos : _____ /nl **BSG** : ___/___ mm n.W. (ggf. weitere Untersuchungen)

Ruhe-Ekg
Beurteilung:_____
(Rhythmus, Frequenz, Lagetyp, Blockbilder, Rhythmusstörungen, Präexcitationssyndrom)

Ergometrie (Maximaltest)

Belastungsart: _____
(Fahrradergometrie sitzend od. liegend oder Laufband, Schema I für Untrainierte, Schema II für Trainierte, unzutreffendes Schema streichen)

Schema I 2 min	Schema II 3 min	PULS	RR syst. / diast.
RUHE			/
25 W	50 W		/
50 W	100 W		/
75 W	150 W		/
100 W	200 W		/
125 W	250 W		/
150 W	300 W		/
175 W	350 W		/
200 W	400 W		/
225 W	450 W		/
250 W	500 W		/
ERHOLUNG			/
			/
			/
			/

AUSWERTUNG DES MAXIMALTESTS:

HF von mindestens (200 - Lebensalter) erreicht?   JA / NEIN

Sollleistung=Gewicht (Kg) x 3 (m.) bzw. x 2,5 (w.) = ____ Watt

Alterskorrektur: -10% pro Dekade ab 4. Dekade - ____ %

alterskorrigierte Sollleistung   SOLL   = ____ Watt

erbrachte Leistung   IST   = ____ Watt

Relative Leistungsfähigkeit   IST/SOLL   = ____ %

Leistungsbewertung : _____
(Abbruchkriterien, Leistungsfähigkeit, Pulserholung nach Belastungsende, Trainingsempfehlung)

Beurteilung des Blutdruckverhaltens : _____

Belastungs-Ekg
Beurteilung: _____
(Rhythmusstörungen?, Ischämiezeichen?)

- Seite 4 -   © Copyright by GTÜM e.V.

Tauglichkeitsbescheinigung für Sporttaucher
medical fitness certificate for sport divers
attestation médicale d´aptitude à la plongée

nach den Richtlinien der GESELLSCHAFT für TAUCH- und ÜBERDRUCKMEDIZIN e.V. (GTÜM e.V.'92) ist
in accordance with the guidelines of the GESELLSCHAFT für TAUCH- und ÜBERDRUCKMEDIZIN e.V. (GTÜM e.V.'92) is
suivant les directives de la GESELLSCHAFT für TAUCH- und ÜBERDRUCKMEDIZIN e.V. (GTÜM e.V.'92) est

Name, Vorname   Geb.Datum
name, christian name   date of birth
nom, prénom   date de naissance

Adresse
address
adresse

tauchtauglich   tauchtauglich mit Einschränkung   nicht tauchtauglich
fit for diving   fit for diving with restrictions   not fit for diving
apte à plonger   apte à plonger avec des restrictions inapte à plonger

(Nichtzutreffendes streichen - strike out wrong statements - barrer la mauvaise mention)

Einschränkung
restrictions
restrictions   _____

Untersuchungsdatum   nächste Untersuchung
examination date   next examination
date d´examen   prochain examen

(Unterschrift, Stempel - signature, stamp
signature, cachet)

© Copyright by GTÜM e.V.

C BG-Grundsatz 31: „Überdruck"

Berufsgenossenschaftliche Grundsätze für arbeitsmedizinische Vorsorgeuntersuchungen
Herausgeber: Hauptverband der gewerblichen Berufsgenossenschaften
Alte Heerstraße 111, 53757 Sankt Augustin

Überdruck (Fassung vom März 1994)

Federführend: Ausschuß *Arbeitsmedizin*, Arbeitsgruppe 1.7 „Überdruck", Arbeitsmedizinischer Dienst der Tiefbau-Berufsgenossenschaft, Paul-Gerhardt-Allee 48, 81245 München

Die arbeitsmedizinischen Vorsorgeuntersuchungen von Personen, die mit Arbeiten in Überdruck beschäftigt sind, werden geregelt durch die Verordnung über Arbeiten in Druckluft (Druckluftverordnung vom 4. 10. 1972 (BGBl. I, S. 1909) geändert durch Gesetz vom 12. 4. 1976 (BGBl. I, S. 965), die Unfallverhütungsvorschrift „Taucherarbeiten" (VBG 39) und die Unfallverhütungsvorschrift „Arbeitsmedizinische Vorsorge" (VBG 100).

1 Anwendungsbereich

Diese Grundsätze geben Anhaltspunkte für gezielte Vorsorgeuntersuchungen, um Personen, bei denen gesundheitliche Bedenken gegen einen Einsatz in Überdruck bestehen, davon ausschließen zu können.
Anhaltspunkte für die Auswahl des zu untersuchenden Personenkreises geben die „Auswahlkriterien für die spezielle arbeitsmedizinische Vorsorge" (ZH 1/600.31) (s. auch Abschn. 6.1).

Als Einsätze in Überdruck gelten:
1. Arbeiten in Druckluft mit einem Überdruck von mehr als 10 kPa (0,2 bar),
2. Arbeiten unter Wasser, bei denen der Beschäftigte über ein Tauchgerät mit der erforderlichen Atemluft versorgt wird.

2 Untersuchungsarten

2.1 Erstuntersuchung
vor Aufnahme einer Tätigkeit in Überdruck

2.2 Nachuntersuchungen
während dieser Tätigkeit

2.3 Nachgehende Untersuchungen
entfällt

3 Erstuntersuchung

3.1 Allgemeine Untersuchung
3.1.1 Feststellung der Vorgeschichte
(allgemeine Anamnese, Arbeitsanamnese, Beschwerden); besonders achten auf:
Angaben zu früheren Röntgen-Gelenkuntersuchungen (Zeitpunkt, Ergebnis, Arzt).
3.1.2 Untersuchung im Hinblick auf die Tätigkeit
unter Berücksichtigung der unter 3.3 aufgeführten arbeitsmedizinischen Kriterien (z. B. Inspektion der äußeren Gehörgänge und des Trommelfells mit Valsalva-Manöver, Schellong-Test, Zahnbefund).
3.1.3 Urinstatus
(Mehrfachstreifen: Eiweiß, Zucker, Gallenfarbstoffe, Blut, Leukozyten)

3.2 Spezielle Untersuchung
3.2.1 Erforderlich:
Blutbild,
Blutsenkung,
Blutzucker,
Blutdruckmessung und Pulsfrequenz in Ruhe (sitzend) und sofort nach Belastung;
Ergometrie (s. Anhang 2. Leitfaden „Ergometrie");
Röntgenaufnahme des Thorax im Groß- und Mittelformat (nicht kleiner als 10 x 10 cm) bzw. Beurteilung einer Fremdaufnahme nicht älter als 2 Jahre.
Spirometrie (s. Anhang 1, Leitfaden „Lungenfunktionsprüfung")
Inspektion der äußeren Gehörgänge und der Trommelfelle.

3.2.2 Erwünscht:
Probeschleusung auf mindestens 100 kPa (1 bar) Überdruck (s. 6.2).

3.2.3 Bei unklaren Fällen:
Falls durch die Untersuchung nach 3.1 und 3.2 eine Klärung nicht möglich ist, sind weitere Befunde einzuholen, z. B. zusätzliche fachärztliche Untersuchungen, Röntgenaufnahmen der Prädilektionsstellen für druckfallbedingte aseptische Knochennekrosen, Laboruntersuchungen etc.

3.3 Arbeitsmedizinische Kriterien
3.3.1 Gesundheitliche Bedenken
3.3.1.1 Dauernde gesundheitliche Bedenken

Personen mit
- allgemeiner Körperschwäche, reduziertem Ernährungs- und Kräftezustand;
- Übergewicht von mehr als 30 % nach Broca (Körpergröße in cm minus 100 = kg Sollgewicht);
- Bewußtseins- oder Gleichgewichtsstörung sowie Anfallsleiden jeglicher Ursache;
- Erkrankungen oder Schäden des zentralen oder peripheren Nervensystems mit wesentlichen Funktionsstörungen und deren Folgezustände, funktionellen Störungen nach Schädel- oder Hirnverletzungen, Hirndurchblutungsstörungen;
- Gemüts- oder Geisteskrankheiten, auch wenn diese bereits abgeklungen sind, jedoch ein Rückfall nicht hinreichend sicher ausgeschlossen werden kann;
- Schwachsinn, abnorme Wesensart oder abnorme Verhaltensweisen erheblichen Grades;
- chronischem Alkoholmißbrauch, Betäubungsmittelsucht oder anderen Suchtformen;
- allergischen Erkrankungen, sofern diese ein besonderes gesundheitliches Risiko in bezug auf die Tätigkeit darstellen können;
- Stoffwechselkrankheiten, insbesondere Zuckerkrankheit oder sonstige Störungen der Drüsen mit innerer Sekretion, insbesondere der Schilddrüse, der Epithelkörperchen oder der Nebennieren, welche die Belastbarkeit stärker einschränken;
- krankhaften Störungen des Blutes und der blutbildenden Organe;
- anderen chronischen Erkrankungen, die unter den spezifischen Belastungen durch die Tätigkeit zu einer stärkeren Beeinträchtigung führen;

- übertragbaren Krankheiten (Ausscheider von gefährlichen Krankheitserregern);
- Erkrankungen oder Veränderungen des Herzens oder des Kreislaufs mit Einschränkung der Leistungs- oder Regulationsfähigkeit, Blutdruckveränderungen stärkeren Grades, Zustand nach Herzinfarkt;
- Erkrankungen oder Veränderungen der Atemorgane (insbesondere Lungenblähung, chronische Bronchitis, Bronchialasthma, Pleuraschwarten), die deren Funktion stärker beeinträchtigen;
- aktiver, auch geschlossener Tuberkulose, ausgedehnter inaktiver Tuberkulose sowie Zustand nach nicht sicher ausgeheilter Pleuritis;
- einer Vitalkapazität, die weniger als 80 % des errechneten Sollwertes beträgt und/oder eine Unterschreitung der Mindestsollwerte für die relative 1-s-Kapazität (s. Anhang 1 „Leitfaden für die Lungenfunktionsprüfung");
- Erkrankungen des Gastrointestinal- und Urogenitalsystems, sofern sie zu plötzlichen Beschwerden führen und deshalb (insbesondere Taucher) zu übereilter Dekompression veranlassen können;
- Eingeweidebrüche (auch Nabelbrüchen);
- Erkrankungen oder Veränderungen des Stütz- und Bewegungsapparates oder des Brustkorbes, auch solchen aus dem rheumatischen Formenkreis, mit stärkeren Funktionsstörungen unter besonderer Beachtung der Prädilektionsstellen für druckfallbedingte aseptische Knochennekrosen;
- Mißbildungen oder Geschwülsten, die zu funktionellen Einschränkungen geführt haben oder für die Tätigkeit ein besonderes gesundheitliches Risiko darstellen können;
- Endoprothesen, größeren Knochen- oder Gelenkfremdkörpern wie Schrauben, Nägel u. ä.;
- Hautkrankheiten oder ausgedehnten Narben, die die Tätigkeit erheblich beeinträchtigen oder durch die Tätigkeit verschlimmert werden;
- Sehleistung (Sehen ohne Glas) von weniger als 0,5 auf jedem Auge für die Tätigkeit als Taucher;
- Erkrankungen oder Veränderungen der Augen, die die Tätigkeit stärker beeinträchtigen, z. B. hochgradige Myopie mit Veränderungen des Augenhintergrundes;
- erheblichem Nystagmus;
- Hörvermögen von weniger als 5 m bei Umgangssprache;

- Trommelfellperforation und atrophische Trommelfellnarben bei Tauchern;
- chronischer Tubenfunktionsstörung und chronischen Erkrankungen der Nasennebenhöhlen;
- Neigung zu wiederholten oder schweren Erkrankungen durch Überdruck;
- negativem Ergebnis mehrfacher Probeschleusung.

3.3.1.2 Befristete gesundheitliche Bedenken
Personen mit den unter 3.3.1.1 genannten Erkrankungen, soweit eine Wiederherstellung zu erwarten ist.

3.3.2 Keine gesundheitliche Bedenken unter bestimmten Voraussetzungen:
entfällt für Taucherarbeiten;
für Druckluftarbeiten:
Personen, bei denen zwar Schäden oder Schwächen der unter 3.3.1.1 bezeichneten Art vorliegen, aber unter Berücksichtigung der vorgesehenen Tätigkeit des Untersuchten nicht zu befürchten ist, daß er sich oder Dritte gefährdet.

3.3.3 Keine gesundheitlichen Bedenken
Alle anderen Personen, soweit kein Beschäftigungsverbot besteht (s. 6.4.3).

4 Nachuntersuchungen

4.1 Nachuntersuchungsfristen
4.1.1 Erste Nachuntersuchung vor Ablauf von 12 Monaten
4.1.2 Weitere Nachuntersuchungen vor Ablauf von 12 Monaten
4.1.3 Vorzeitige Nachuntersuchungen
- Falls bei einer Untersuchung Befunde erhoben werden, die eine kürzere, vom ermächtigten Arzt dann zu bestimmende Frist angeraten erscheinen lassen.
- Nach Drucklufterkrankungen, nach einer Erkrankung von mehr als 6 Wochen oder nach mehrmaliger Erkrankung innerhalb eines halben Jahres ist eine Vorstellung beim ermächtigten Arzt erforderlich zur Entscheidung, ob die Art der durchgemachten Erkrankung einen Einsatz in Überdruck wieder zuläßt oder ob eine vorzeitige Nachuntersuchung erforderlich ist. Die Vorstellung beim ermächtigten Arzt ist auch erforderlich, wenn Hinweise auftreten, die einen Anlaß zu gesundheitlichen Bedenken geben.

– Auf Wunsch eines Arbeitnehmers, der einen ursächlichen Zusammenhang zwischen seiner Erkrankung und seiner Tätigkeit am Arbeitsplatz vermutet.

4.2 Allgemeine Untersuchung
4.2.1 Zwischenanamnese (einschließlich Arbeitsanamnese)
Besonders achten auf:
frühere Tätigkeiten in Überdruck (Dauer, Druckhöhe, Druckfallbeschwerden),
Angaben zur letzten Erst- oder Nachuntersuchung (Zeitpunkt, Ergebnis, Arzt).
Angaben zu früheren Röntgen-Gelenkuntersuchungen (Zeitpunkt, Ergebnis, Arzt).
4.2.2 Untersuchung im Hinblick auf die Tätigkeit
Unter Berücksichtigung der unter 4.4 aufgeführten arbeitsmedizinischen Kriterien.
4.2.3 Urinstatus
(s. 3.1.3)

4.3 Spezielle Untersuchung
4.3.1 Erforderlich:
Siehe 3.2.1; jedoch Röntgenaufnahme des Thorax nur nach strenger Indikationsstellung, in der Regel nicht vor Ablauf von 5 Jahren.
4.3.2 Erwünscht:
Entfällt.
4.3.3 Bei unklaren Fällen:
Falls durch die Untersuchungen nach 4.2 und 4.3 eine abschließende Beurteilung nicht möglich ist, sind weitere Befunde einzuholen (s. 3.2.3).

4.4.1 Gesundheitliche Bedenken
4.4.1.1 Dauernde gesundheitliche Bedenken
Personen wie unter 3.3.1.1 und nach wiederholten oder schweren Erkrankungen durch Überdruck.
4.4.1.2 Befristete gesundheitliche Bedenken
Personen mit den unter 3.3.1.1 genannten Erkrankungen, soweit eine Wiederherstellung zu erwarten ist.
4.4.2 Keine gesundheitlichen Bedenken unter bestimmten Voraussetzungen
Personen, bei denen zwar Schäden oder Schwächen der unter 3.3.1.1 bezeichneten Art vorliegen, aber unter Berücksichtigung des Lebensalters, der Berufserfahrung und der vorgesehenen Tätigkeit

des Untersuchten nicht zu befürchten ist, daß er sich selbst oder Dritte gefährdet.

4.4.3 Keine gesundheitlichen Bedenken
Alle anderen Personen, soweit kein Beschäftigungsverbot besteht (siehe 6.4.3).

5 Nachgehende Untersuchungen

Entfällt.

Ergänzende Hinweise

6.1 Vorkommen
Der zu untersuchende Personenkreis ist festgelegt durch die in 6.4.1 genannten Vorschriften:
1. Taucher (Unterwasserarbeitern, die über ein Druckluft-Tauchgerät mit Atemluft versorgt werden).
2. Druckluftarbeiter, die in einem Überdruck von mehr als 10 kPa (0,1 bar) beschäftigt sind.

Auch bei kurzfristigen oder gelegentlichem Aufenthalt im Überdruck ist eine Untersuchung erforderlich.

Nicht als Überdruckarbeiter sind anzusehen:
1. Beschäftigte in Räumen, in denen aus lüftungstechnischen Gründen ein Druck herrscht, der geringfügig höher ist als der atmosphärische Druck – weniger als 10 kPa (0,1 bar) Überdruck.
2. Träger von Atemschutzgeräten, die entsprechend DIN 3179 bei einem Überdruck von bis zu 20 kPa (0,2 bar) eingesetzt werden (Untersuchung nach Grundsatz G 26 „Atemschutzgeräte").

6.2 Wirkungsweise
Personen, die in Druckluft arbeiten und Taucher sind einem Überdruck ausgesetzt. Die hierbei auftretende Gefährdung steigt mit der Höhe des Überdruckes und der Aufenthaltsdauer.

Mit steigendem Druck lösen sich die in der Umgebungsluft enthaltenen Gase vermehrt in den Körperflüssigkeiten. Der Lösungsvorgang der Gase verlangsamt sich mit zunehmender Menge bereits gelöster Gase. Je nach Expositionsdauer kommt es zunächst zur Sättigung der Körperflüssigkeiten, bei längerer Exposition aller Gewebe.

Verläuft eine Druckminderung langsam, werden die freigesetzten Gase über das Kreislaufsystem und die Lunge ausgeschieden. Wird der Druck zu schnell herabgesetzt, bilden sich Gasblasen in den Körperflüssigkeiten und im Gewebe. Die dadurch auftretenden Gasembolien sind die häufigste Ursache der durch Arbeit in Überdruck entstehenden Schädigungen. Außerdem kann die Freisetzung von Gasen innerhalb der Zellen vorübergehende oder dauernde Gewebsschäden verursachen.

6.3 Krankheitsbild
6.3.1 Akute Gesundheitsschädigung
Akute Erkrankungen durch Drucksteigerung (Tauchen, Einschleusen):
Der zu schnelle Übergang vom Normaldruck zum Überdruck kann zu Ohrenschmerzen, Kopfschmerzen, Gleichgewichtsstörungen und Zahnschmerzen führen.
Eine Behinderung des Druckausgleichs zu luftgefüllten Hohlräumen (z. B. Nasennebenhöhlen, Paukenhöhle) führt zu Beschwerden. Bei Tubenverschluß kann es zur Trommelfellperforation kommen.

Akute Erkrankungen durch Druckminderung (Austauchen, Ausschleusen):
Der Übergang vom Überdruck zum Normaldruck kann mehr oder weniger ausgeprägte Druckfallerkrankungen hervorrufen. Diese können schon während der Druckminderung, aber auch Stunden danach auftreten.
Am häufigsten stellen sich Gelenk- und Muskelschmerzen ein. Bisweilen wird über Hautjucken geklagt: eine Marmorierung der Haut, besonders an Bauch und Oberschenkeln, kann auftreten. Es kann zu zentralnervösen Symptomen kommen: wie z. B. Schwindel, Nystagmus, Ohrensausen, Schwerhörigkeit, Seh- und Sprachstörungen, Atemstörungen, Lähmungen, Krampfanfällen.
Seltener kommt es zu Herz-, Kreislauf-, Atembeschwerden, deren Ursache ein Infarkt, eine gasblasenbedingte Lungenembolie oder ein Pneumothorax sein kann.
Luftembolien durch Lungenrisse infolge zu schneller Druckminderung führen zu ähnlichen Symptomen wie vorstehend beschrieben.

Therapie bei Druckfallerkrankungen:
Unabdingbare Maßnahme zur Therapie ist eine sofortige und ausreichende Rekompression. Verzögerte und unzureichende Re-

kompression kann eine mögliche Heilung gefährden.
Spätschäden:
Spätschäden sind relativ selten. Sie können aber, vorwiegend als Knochen- oder Gelenkveränderungen, vor allem im Bereich von Hüfte und Schulter auftreten. Sie sind zumeist symptomlos, können sich aber auch durch Gelenkschmerzen bemerkbar machen. (Latenzzeiten von Monaten bis Jahren.)
Ein Auftreten ist noch nach Aufgabe der belastenden Tätigkeit möglich.

6.4 Rechtsgrundlagen
6.4.1 Rechtsgrundlagen für spezielle arbeitsmedizinische Vorsorgeuntersuchungen
BG 100 (UVV „Arbeitsmedizinische Vorsorge"),
VBG 39 (UVV „Taucherarbeiten"),
§§ 10, 11 Verordnung über Arbeiten in Druckluft (Druckluftverordnung).
6.4.2 Berufskrankheit
§ 551 Abs. 1 Reichsversicherungsordnung (RVO),
Nr. 2201 der Anlage 1 zur Berufskrankheitenverordnung (BeKV) „Erkrankungen durch Arbeit in Druckluft").
6.4.3 Beschäftigungsverbote
Werdende oder stillende Mütter,
§§ 4, 6 Mutterschutzgesetz (MuSchG),
§ 9 Druckluftverordnung,
Taucher,
Personen unter 21 Jahre (Fortbildung zum Taucher ab 19 Jahre möglich),
Arbeiten in Druckluft: Personen unter 21 oder über 50 Jahre (Ausnahmen nach § 6 der Druckluftverordnung möglich).

6.5 Bemerkungen
Keine.

Glossar

ABC-Ausrüstung
Grundausrüstung für das Tauchen, bestehend aus Maske, Schnorchel und Schwimmflossen.

Apnoetauchen
Tauchen in Apnoe, d. h. ohne Atemgerät, z. B. bei der sportlichen Unterwasserjagd.

Austauchstufen oder Deko(mpressions)stufen
Entfernungsstufen von der Wasseroberfläche in Meterzahlen, in denen vor dem völligen Auftauchen (= Austauchen) bestimmte Austauchzeiten entsprechend den → Dekompressionstabellen abgewartet werden müssen. Errechnete Druck- und Zeitwerte zur Elimination des Stickstoffs, um Dekompressionserscheinungen zu vermeiden.

bar
Maßeinheit für den Druck in der Überdruckmedizin und beim Tauchen; einfacher zu handhaben als die SI-Einheit Pascal (Pa). 1 bar = 100 000 Pa = 1,0197 at = 750,06 mm Hg oder Torr = 32,5684 fsw („feet sea water").

Barotrauma[1]
Schädigung von Körpergeweben aufgrund von Druckunterschieden zwischen der (Umgebungs)atmosphäre und lufthaltigen Körperhöhlen

---

[1] Die Definitionen der mit [1] gekennzeichneten Stichwörter entsprechen dem Vorschlag zur „Standardisierung der Terminologie in der Tauchmedizin" der Gesellschaft für Tauch- und Überdruckmedien e. V. (GTÜM), der dem Council for International Organisations for Medical Sciences (CIOMS) der WHO 1987 zugeleitet wurde

sowie ausrüstungsbedingten Hohlräumen. Teilformen (veraltet): Barosinusitis, Barotitis.

Äußeres Blaukommen: alte Bezeichnung für Barotrauma unter dem starren Helm bei Helmtauchern.

Barotrauma[1], pulmonales

Syndrome: Lungenbarotrauma, Lungenüberdruckunfall (mehrdeutig).

Schädigung von Lungengewebe aufgrund von Druckunterschieden zwischen (Umgebungs)atmosphäre und Respirationstrakt mit Überdehnung der Lunge.

Seltenere Teilform: Inneres Blaukommen (veraltet) bei Helmtauchern, hervorgerufen durch „Absturz" mit plötzlicher negativer Druckwirkung auf die Lungen. Auch durch Versuch, unter Wasser aus überlangem Schnorchen zu atmen.

Bends[1]

Synonym: Gelenkschmerzen bei Dekompressionskrankheit.

Dekompressionskrankheit der Gelenke und/oder der Muskulatur. Dumpfe, z. T. stechende Schmerzen. Die am häufigsten betroffenen Gelenke sind: Knie, Schulter, Hüfte.

Bewußtlosigkeit beim Apnoetauchen[1]

Bewußtseinsverlust beim Tauchen in Apnoe. Wird beim Tieftauchen mit akutem Sauerstoffpartialdruckabfall in Zusammenhang gebracht, beim Streckentauchen durch eine Hypoxie bei Hypokapnie (meist nach vorangegangener Hyperventilation) verursacht.

Chokes[1]

Lungenstiche bei Tauchunfällen. Erscheinungsform der Dekompressionskrankheit mit Symptomen im Thoraxbereich.

Anmerkung: Chokes sind vieldeutig. Je nach Symptomatologie kommen in Frage:
1. Einschwemmung von Gasblasen aus dem Gewebe in das Blut (Gasembolie in der Lunge),

---

[1] Siehe Fußnote S. 137

2. Gasblasenbildung im Fettgewebe oder im Knochenmark mit Einschwemmung von Fettröpfchen in den Lungenkreislauf (Fettembolie in der Lunge und durch die Lunge in den Körperkreislauf).

Dekompressionskrankheit[1]

Synonyme: Caissonkrankheit (obsolet), Druckfallkrankheit (mehrdeutig, obsolet).

Bildung von Gasblasen (Stickstoff, Helium) in Körpergeweben und Blutgefäßen infolge Erniedrigung des Umgebungsdrucks. Die Gasblasenbildung im Gewebe und die Gasembolie führen zu multiplen, herdförmigen Ischämien. Die klinischen Symptome entsprechen dem betroffenen Organ. Sie können unterschieden werden in:
- *Typ I* mit der Symptomatik Juckreiz, fleck- oder streifenförmige Rötung, evtl. auch zusätzlich Schwellung der Haut; Muskelschmerzen, Gelenkschmerzen (→ Bends).
- *Typ II* mit Manifestationen im ZNS (Gehirn und Rückenmark) und im Innenohr. Die Symptomatik gleicht der einer Gasembolie in diesen Organen.

Die massive Gasembolie (evtl. kombiniert mit Fettembolie) in der Lunge verursacht schwere Lungensymptome wie Atemnot und Zyanose. Diese Form der Dekompressionskrankheit bzw. Gasembolie (→ Chokes) wird nur bei sehr schneller Druckminderung beobachtet, z. B. auch bei einem plötzlichen, großen Leck in der Druckkabine eines in 8000–10 000 m Höhe fliegenden Flugzeugs.

Dekompressionstabellen

Tabellen, in denen errechnete → Austauchstufen und Austauchzeiten festgelegt sind, wenn über eine bestimmte Wassertiefe und bestimmte Zeitdauer hinaus getaucht wird.

Naßtauchanzug

Elastische Anzüge aus → Neoprenschaumstoff in 3–8 cm Dicke verzögern die Wärmeverluste im Wasser. Die zwischen Körperoberfläche und Tauchanzug eingedrungene Wasserschicht zirkuliert nur noch geringfügig. Der Kälteschutz ist durch diese Verringerung der Konvektion und durch die Herabsetzung der Wärmeleitfähigkeit gegeben.

---

[1] Siehe Fußnote S. 137

Neopren
Kunstkautschuk. Aus Neoprenschaumstoffolien, die eine Unzahl von Luftblasen enthalten, werden → Naßtauchanzüge hergestellt.

Nullzeit
Tauchen in Tiefen und mit einer Zeitdauer, die *keine* (null) → Austauchstufen erfordern.

Partialdruck
Teildruck der Gase in einem Gasgemisch.

Sauerstoffintoxikation beim Tauchen[1]
Bei Atmung eines Sauerstoffdrucks von 2,5 bar und mehr können Bewußtseinsstörungen und Krämpfe auftreten (Tauchen mit 100% Sauerstoff in Tiefen von mehr als 10 m). Körperliche Aktivität erhöht die Sensibilität des zentralen Nervensystems für Hyperoxie.

Bei tagelangem Atmen eines Sauerstoffdrucks von mehr als 0,5 bar können Parästhesien, pulmonale Symptome im Sinne der Entwicklung eines Lungenödems, Verminderung des Herzminutenvolumens sowie Auftreten eines Hirnödems mit vorausgehenden sensiblen Symptomen wie Parästhesien, v. a. an den Fingern und im perioralen Bereich beobachtet werden.

„Schießen"[1]
Sehr schnelles Aufsteigen (Gerätedefekt, Panik) von Gerätetauchern aus größeren Tiefen. Nicht die Auftauchstrecke, sondern die Volumenveränderung ist entscheidend.

Risiko: Barotrauma der Lunge, Gasembolie, Gasblasenbildung im Gewebe.

Scuba
„*S*elf-*c*ontained *u*nderwater *b*reathing *a*pparatus"; angloamerikanische Bezeichnung für autonome Tauchgeräte.

---

[1] Siehe Fußnote S. 137

Taucherflöhe[1]

Dekompressionskrankheit der Haut. Rote, juckende, z. T. geschwollene flohstichartige oder streifenförmige Hautflecken. Die Dekompressionskrankheit der Haut kann gemeinsam mit Muskelschmerzen auftreten.

Tiefenrausch[1]

Passageres Syndrom mit Euphorie, Denk- und Koordinationsstörungen beim Tauchen mit Luft in Tiefen von mehr als 40 m (inspiratorischer Stickstoffdruck > 4,0 bar).

Zerebrale Gasembolie[1]

Schädigung des ZNS durch Gasembolie bei Barotrauma der Lunge, sehr schnellem Abfall des Umgebungsdrucks („Schießen") und Fehlmanipulationen an der Herz-Lungen-Maschine.

Pathologisch-anatomisch: Auftreten disseminierter Herde im gesamten ZNS, verursacht durch Gasembolien. Durch Auftreten perivasaler Ödeme und Diapedeseblutungen wird das Bild einer disseminierten Herdsymptomatik begünstigt.

---

[1] Siehe Fußnote S. 137

Literatur

Zitierte Werke[1]

Abele A, Brehm W (1988) Sport und Wohlbefinden - Psychologische Effekte körperlichen Trainings. In: Hahn E (Hrsg) Beiträge zur Kognition und Motorik. Joventa, Köln
Ahnefeld FW (1988) Atemspende und HIV-Risiko. MMW 130/40
Alnor PC, Herget R, Seusing J (1964) Drucklufterkrankungen. Barth, München
Apter MJ (1989) Reversal theory: Motivation, emotion and personality. Routledge, London
Apter MJ (1992) The dangerous edge. The psychology of excitement. Free Press, New York
Bachmann K, Zerzawy R, Riess P, Zold K (1970) Blutdrucktelemetrie. Dtsch Med Wochenschr 95: 741
Bachrach AJ (1978) Psychological factors in diving. Hyperbaric Undersea Med 29: 2-6
Bachrach AJ (1987) Stress and performance in diving. Best Publishing, San Pedro/CA
Bakkevig MK, Bolstad G, Holmberg G, Örnhagen H (1989) Diving during pregnancy. Proc 15th Meeting Europ Undersea Biom Soc (EUBS), Elat, Israel, pp 137-142
Bennett PB, Elliott DH (1975) (s. Übersichtswerke)
Bennett PB, Elliott DH (1982) (s. Übersichtswerke)
Bennett PB, Elliott DH (1993) (s. Übersichtswerke)
Bert P (1878) Barometric pressure: Researches in experimental physiology (translated by MA Hitchok and FA Hitchok). Undersea Medical Society, Bethesda/MD
Betts J (1987) Tauchen in der Schwangerschaft. Caisson 2: 51
Blum AL, Siewert JR (Hrsg) (1981) Refluxtherapie. Springer, Berlin Heidelberg New York
Bolton M (1980) Scuba diving and fetal wellbeing. A survey of 208 women. Undersea Biomed Res 7: 183-189
Bove AA (1987) Cardiovascular diseases in diving. In: Vorosmarti (1987) pp 26-48 (s. Übersichtswerke)
Boycott AE, Damant GCC (1908) Experiments of the influence of fatness on susceptibility to caisson disease. J Hyg 8: 445-456
Bradley ME (1987) Metabolic considerations. In: Vorosmarti (1987) pp 98-106 (s. Übersichtswerke)
Brelowski D (1987) Tauchpraxis - Arztpraxis. Gedanken, Vorschläge und Kritik von Tauchern an Tauchärzte. Vortrag. Einweisungsseminar in die Tauchmedizin für Ärzte, Leitung S. John. Bundeslehr- und Forschungsstätte der DLRG, Berlin
Bricker JT, Ross B Arrhythmias and sport. In: Gillette (1990) pp 615-629 (s. Übersichtswerke)
Brooks GJ, Pethybridge RJ, Pearson RR (1988) Lung function reference values for FEV (1), FVC, FEV (1)/FVC ratio and FEF (75-85) derived from the results of screening 3788 Royal Navy submariners and submariner candidates by spirometry. Zitiert in: Bennett (1993) p 63 (s. Übersichtswerke)
Bühlmann AA (1988) Asthma bronchiale und Tauchtauglichkeit. Caisson 3: 28-29
Bühlmann AA (1993) Tauchmedizin, 3. Aufl. Springer, Berlin Heidelberg New York Tokyo
Bühlmann AA, Gehring H (1976) Inner ear disorders from inadequate decompression: „vertigo bends". In: Lambertsen (1976) pp 341-347 (s. Übersichtswerke)
Christian P (1970) Vegetative Regulationsstörungen. In: Schettler G (Hrsg) Innere Medizin, m2. Aufl., Bd 1. Thieme, Stuttgart New York, S 197-204
Christian P, Mohr P, Ulmer W (1955) Das nervöse Atmungssyndrom bei Vegetativlabilen. Dtsch Arch Klin Med 201: 702-719

---

[1] Siehe auch Übersichtswerke, S. 149 und 150

Cousteau JY, Dumas F (1952) The silent world. Koch, Berlin Darmstadt Wien (Lizenzausgabe)
Craig AB (1963) Loss of consciousness under water. Proc II. World Congress of Underwater Activities, London, p 70
Csapo G (1980) Konventionelle und intrakardiale Elektrokardiographie. Documenta Geigy, Wehr/Baden
Csikszentmihalyi M (1990) Flow – The psychology of optimal experience. Harper & Row, New York
Dan Europe Accident Report 94 (1995) Springer, Berlin Heidelberg New York Tokyo; Via Puglie, 82-64026 Roseto degli Abruzzi, Italy
Daughery CG (1994) Unexplained muscle swelling in divers. Undersea Hyperbaric Medicine 21: 425–429
Davis JC (1986) s. Übersichtswerke
Deal EC, Mc Fadden ER, Ingram RA, Strauss RA (1978) Heat loss vaporization of water and exercise-induced asthma. Am Rev Respir Dis 117/4: 328 (part 2)
Degenhardt H, Jungmann H (1978) Herzrhythmusstörungen bei Leistungssportlern. Med Klin 73/42: 1463–1467
Delonca G (1971) Considérations sur les manoeuvres dites d'équilibration de l'oreille chez les plongeurs. Gaz Hop 143: 1024–1027
Delonga G (1971) Considérations sur les manoeuvres dites d'équilibration de l'oreille chez les plongeurs. Gaz Hop 143: 1024–1027
Dembert ML, Jekel JF, Mooney LW (1984) Health risk factors for the development of decompression sickness among US Navy divers. Undersea Biomed Res 11/4: 395–406
Dickhut HH, Simon G, Schmidt P, Huber G, Keul J (1981) Blutdruckverhalten und kardiale Anpassungserscheinungen bei Hochleistungsschwimmern. Herz Kreisl 10/81: 485
Draeger J, Dupuis H (1975) Mechanische Faktoren bei der Auslösung der Amotio retinae. Klin Monatsbl Augenheilk 165: 431–435
Dragonat P, Drenckhahn D (1974) Spirographische Untersuchung der ventilatorischen Lungenfunktion unter Überdruckbedingungen. Eur J Appl Physiol 32: 341–348
Drexler H (1988) Das Herz als endokrines Organ: der atriale natriuretische Faktor. Herzmedizin 11: 10–14
Dueker CW (1987) General medical conditions. In: Vorosmarti (1987) pp 107–115 (s. Übersichtswerke)
Edmonds C (1985) Hearing loss with frequent diving (deaf divers). Undersea Biomed Res 12/3: 315–319
Edmonds C, Freeman P, Thomas R, Tonkin J, Blackwood FA (1973) Otological aspects of diving. Australian Medical Publishing, Sydney
Edmonds C, Lowry C, Pennefather I (1983) (s. Übersichtswerke)
Ehm OF (1979 a) Hypoxie unter Wasser durch Hyperventilationsyndrom. Z Allg Med 55/1: 70–74
Ehm OF (1979 b) Tauchen bei Augenfehlern: Keine Gefahr der Netzhautablösung. Dtsch Ärztebl 76: 1159–1160
Ehm OF (1983) Panik als Ursache des Lungenüberdruckunfalls. In: Gerstenbrand (1983) S 133 (s. Übersichtswerke)
Ehm OF (1987 a) (s. Übersichtswerke)
Ehm OF (1987 b) Der Flacktest in der Tauglichkeitsuntersuchung für das Sporttauchen. Caisson 2/1:3
Ehm OF (1993) (s. Übersichtswerke)
Ehm OF (1995) Übelkeit und Erbrechen beim Tauchen. Kasuistik. Caisson 10: Heft 1
Elliott DH, Moon RE (1993) Long-term health effects of diving. In: Bennett (1993) pp 585–604 (s. Übersichtswerke)
Elliott C, Reed JW, Cotes JE, Robinson NG, King J (1990) Narrowing of small lung airways in commercial divers. Proc 16th Annual Meeting of EUBS, Amsterdam, pp 197–202
Faesecke KP (1993) Rauchen und Tauchen. In: Ehm (1993) S 153–160 (s. Übersichtswerke)

Faesecke KP (1993) Der Taucher in der ärztlichen Begutachtung. In: Ehm (1993) S 145-152 (s. Übersichtswerke)
Farell PJS, Glanvill P (1990) Diving practices of scuba divers with asthma. BMJ 300: 166
Farmer JC (1977) Diving injuries of the inner ear. Ann Otol Rhinol Laryngol [Suppl] 86/36: 1-20
Fife W (1987) (s. Übersichtswerke)
Fife WP, Simmang D, Kitzmann JV (1978) Susceptibility of fetal sheep to acute decompression sickness. Undersea Biomed Res 5: 287-292
Flack M (1919) Some simple tests of physical efficiency. Lancet I: 210-212
Flemming NC (1971) Diver training and education. In: Roberts DG (ed) Proc. Seminar: Diving applications in marine sciences. National Institute of Oceanography, Wormley, Goldaming/Surrey
Franz IW (1983 a) Vergleichende Untersuchungen zur Bestimmung der PWC 170. In: Mellerowicz H, Franz IW (Hrsg) Standardisierung, Kalibrierung und Methodik der Ergometrie. Perimed, Erlangen, S 145-151
Franz IW (1983 b) Indikationen zum vorzeitigen Abbruch der Ergometrie. Inform Arzt 11/4: 17-22
Franz IW (1984) Ergometrie. Springer, Berlin Heidelberg New York Tokio
Franz IW (1987 a) Tauchen und Hypertonie. Caisson 2/2: 29
Franz IW (1987 b) Ergometrie in der Hypertonie-Diagnostik. Dtsch Med Wochenschr 112/48: 1881
Franz IW (1988) Ergometrische Diagnostik bei Koronar- und Hochdruckpatienten. Med Welt 39: 230-240
Franz IW (1993) Ergometrie zur Differenzierung zwischen normalem und erhöhtem Blutdruck. In: Franz IW (Hrsg) Belastungsblutdruck bei Hochdruckkranken. Springer, Berlin Heidelberg New York Tokyo, S 38-62
Franz IW, Mellerowicz H (1982) Methodische und leistungsphysiologische Grundlagen der Ergometrie. Herz 7: 29-41
Freeman P, Tonkin J, Edmonds C (1974) Rupture of the round window membrane in inner ear barotrauma. Arch Otolarynbol 99: 437-442
Garson A Jr Arrhythmias and sudden death. In: Gillette (1990) pp 630-636 (s. Übersichtswerke)
Gartmann H (1958) Haut und Schwimmen. Theorie und Praxis der Körperkultur, Sportmed Schwimmen 77 (Sonderheft)
Gerstenbrand F, Lorenzoni E, Seemann K (1980, 1983, 1986, 1989) (s. Übersichtswerke)
Giesler M, Jungmann H, Stein G (1980) Sind Koronarkranke beim Tauchen durch Herzrhythmusstörungen gefährdet? Med Klin 75: 518-523
Gilchrist VJ (1991) Preventive health care for the adolescent. Am Fam Phys 43: 869-878
Gillette PC, Garson A Jr (1990) (s. Übersichtswerke)
Gin H, Roulet M, Brottier E, Aubertin I (1984) Semeilogie et vicu de shypoglycémies chez 100 diabétiques traités par l'insuline. Diabetes Metab 10: 235-259
Goldgewicht C, Slama G, Papoz L, Tchobrontsky G (1983) Hypoglycaemie reactions in 172 type I diabetic patients. Diabetologica 24: 95-99
Goodhill V (1971) Sudden deafness and round window rupture. Laryngoscope 81: 1462-1474
Hafter E (1988) Praktische Gastroenterologie, 7 Aufl. Thieme, Stuttgart New York
Haldana JS (1922) Respiration. Yale University Press, New Haven/CT
Halhuber MJ, Günther R, Ciresa M (1975) EKG-Einführungskurs, 5. Aufl. Springer, Berlin Heidelberg New York
Harabin AL, Survanshi SS, Homer LD (1994) A test for variations in individual sensitivity to hyperbaric oxygen toxicity. Undersea Hyperbaric Medicine 21: 403-412
Haring K, Leickert KL (1968) Wörterbuch der Psychiatrie und ihrer Grenzgebiete. Schattauer, Stuttgart New York
Harrison LJ (1992) Drugs and diving. Florida M.A 79: 165-167
Hediger H (1986) Angst und Panik bei Tieren. In: Faust (Hrsg) Angst - Furcht - Panik. Hippokrates, Stuttgart
Hehlmann R (1988) Epidemiologie der HIV-Infektion. Internist 29: 112-123

Heitkamp HC, Scheib K, Dickhuth HH (1991) Schwimmtauglichkeit nach Herzinfarkt. DMW 116: 486–490

Herrick W van, Shaffer RN, Schwartz A (1969) Estimation of width of angle of anterior chamber. Am J Ophthalmol 68: 626–629

Hilpert P (1977) Asthma bronchiale. In: Bock HE, Gerock M, Hartmann M (Hrsg) Klinik der Gegenwart, Bd. 5. Urban & Schwarzenberg, München Wien Baltimore, E 431–E 452a

Hoiberg A (1986) Consequences of U.S. Navy diving mishaps: decompression sickness. Undersea Biomed Res 13: 383–394

Hoiberg A, Blood C (1985) Age-specific morbidity and mortality rates among U.S. Navy enlisted divers and controls. Undersea Biomed Res 12: 191–203

Hyams SW, Friedmann Z, Neumann E (1968) Elevated intraocular pressure in the prone position. A new provocative test for angle-closure glaucoma. Am J Ophthalmol 66: 661–672

Jäger H (1990) Die integrale Betreuung des HIV-Positiven – Medizinische, psychische und psychosoziale Aspekte. Internist 31: 575–581

James JP (1995) Late bone lesions in caisson disease: Three cases in submarine personnel. Lancet II: 6–8

Johnson LF, Lin YC, Hong SK (1975) Gastrooesophageal dynamics during immersion in water to the neck. J Appl Physiol 38/3: 449–454

Jung K, Stolle W (1981) Herzverhalten und Arrhythmiehäufigkeit beim Schwimmen und Tauchen. Z Hert Kreisl 9: 435

Kalthoff H (1971) Der Bauchlagenbelastungstest zur Diagnostik des Engwinkelglaukoms und die Ermittlung seines Grenzwertes mit Hilfe der Diskriminanzanalyse. Klin Monatsbl Augenheilkd 159: 72–82

Kalthoff H (1974) Die Schätzung der Kammerwinkelweite allein mit der Spaltlampe. Augenspiegel 20: 264–268

Kalthoff H (1976) Augenärztliche Probleme beim Tauchen. Augenspiegel 22: 182–199, 216–229, 264–281

Kalthoff H (1985) Auge und Tauchen, Teil 1–3. Z Prakt Augenheilkd 6: 153–158, 189–194, 397–403

Kalthoff H, John S (1986) Augenkrankheiten und Tauchtauglichkeit. Caisson 1/2: 15–18

Kalthoff H, John S, Scholz V (1975) Probleme des Augeninnendrucks beim Sporttauchen mit Gerät. Klin Monatsbl Augenheilkd 166: 488–493

Kalthoff H, Leipold-Kuller D, John S (1986 a) Implosionsgefahr beim Tauchen mit Kunstaugen aus Glas. Z Prakt Augenheilkd 7: 137–138

Kalthoff H, Leipold-Kuller D, John S (1986 b) Schalenprothese aus Glas mit Druckausgleichsöffnung für einäugige Taucher. Z Prakt Augenheilkd 7: 383–386

Kelly WJW, Hudson I, Phelan PD, Pain MCF, Olinski A (1987) Childhood asthma in adult life: a further study at 28 years of age. Brit Med J 294: 1059 (Ref Dtsch Med Wochenschr 112/41)

Kendig JJ (1980) Interactions between hyperbaric pressure and drugs on excitable cells (Nerve and muscle). In: Walsh (1980) pp 3–10 (s. Übersichtswerke)

Kerll KH (1982) Erwartungen der Sporttaucher an die Sportmedizin. In: Tauchen und Sportmedizin. Vorträge Fortbildungsveranstaltung des Westfälischen Sportbundes in der Universität Paderborn. Goedecke, Berlin

Kerr JH (1988) Speed sports: The search for high arousal experiences. Sportwissenschaft 18: 2

Kidd DJ, Elliott DH (1975) Decompression disorders in divers. In: Bennett (1975) pp 471–492 (s. Übersichtswerke)

Kizer KW (1982) Spontaneous pneumothorax and diving. Pressure 11:12–13

Laak U van (1991) Die aseptische Knochennekrose beim Taucher und Druckluftarbeiter. Caisson 6: 144–151

Lambertsen CJ (1976) (s. Übersichtswerke)

Lanphier EH, Camporesi EM (1982) Respiration and exercise. In: Bennett (1982) pp 99–156 (s. Übersichtswerke)

Lippmann J (1992) The essentials of deeper sport diving. Aqua Quest Publications, New York
Löllgen H, Ulmer UV (1985) Ergometrie-Empfehlungen zur Durchführung und Bewertung ergometrischer Untersuchungen. Klin Wochenschr 63: 651–677
Lundgren CEG (1965) Altenobaric vertigo - a diving hazard. Br Med J II: 511–513
Lynch JJ, Schuchard GH, Gross CM, Wann SL (1984) Prevalence of right to left shunting in a healthy population: Detection by Valsava maneuver contrast echocardiography. Am J Cardiol 53: 1478–1479
Margreiter R, Unterdorfer H, Margreiter D (1977) Das positive Barotrauma des Magens. Zentralbl Chir 4: 226–230
Marroni A (1994) Recreational diving today: Risk evaluation and problem management. In: Proceedings of the 20th Annual Meeting of EUBS, Istanbul
Martens T, Diehl V (1988) HIV-Infektionsprophylaxe in Klinik und Praxis. Internist 29: 131–138
Matthys H (1988) Kasuistik eines Tauchunfalls bei Asthma bronchiale. Caisson 3/2: 31
McAniff JJ (1970–1985) US underwater diving, fatality statistics. National Underwater Accident Data Center, Report No URi-SSR-83-16 bis 87-19
McCallum RI, Harrison IAB (1993) Dysbaric osteonecrosis: Aseptic necrosis of bone. Chap 20 In: Bennett (1993) pp 563–584 (s. Übersichtswerke)
McIver RG (1968) Bends resistance in fetus. Aerospace Med Assoc 31
Mebane GY, McIver NKI (1993) Fitness to dive. In: Bennett (1993) pp 53–76 (s. Übersichtswerke)
Mechelke K, Christian P (1960) Vegetative Herz- und Kreislaufstörungen, Valsavascher Versuch (Bürgersche Pressdruckprobe). In: Schwiegk H (Hrsg) Herz und Kreislauf. Springer, Berlin Heidelberg New York (Handbuch der inneren Medizin, 4. Aufl. Bd 9, S 775–787)
Molvaer OI, Albrektsen G (1990) Hearing deterioration in professional divers: an epidemiologic study. Undersea Biomed Res 17: 231–246
Molvaer OI, Eidsvik S (1987) Facial baroparesis: a review. Undersea Biomed Res 14: 277–295
Moon RE, Camporesi EM, Kisslo IA (1989) Patent foramen ovale and decompression sickness in divers. Lancet I: 513–514
Moon RE, Gorman DF (1993) Treatment of the decompression disorders. In: Bennett (1993) pp 506–541 (s. Übersichtswerke)
Morgan WP (1987) Psychological characteristics of the female diver. In: Fife (1987) pp 45–64 (s. Übersichtswerke)
Mork SJ, Morild I, Brubakk AO, Ridsvik S, Nyland H (1994) A histopathologic and immunocytochemical study of the spinal cord in amateur and professional divers. Undersea Hyperbaric Medicine 21: 391–402
Morrison JB, Florio JT, Butt WS (1978) Observations after loss of consciousness under water. Undersea Biomed Res 5: 179–187
Müller K (1982) Romano-Ward-Syndrom, pathologisch-anatomische Äquivalente. Dissertation Pathologisches Institut, Universität Heidelberg
Nemiroff MJ, Willson JR, Kirschbaum TH (1981) Multiple hyperbaric exposures during pregnancy in sheep. Am J Obstet Gynecol 140: 651
Neumann TS (1987) Pulmonary considerations I. In: Vorosmarti 1987 (s. Übersichtswerke)
Nunneley SA (1987) Heat, cold, hard work, and the woman diver. In: Fife (1987) pp 35–44 (s. Übersichtswerke)
Nusser E, Trieb G (1979) Herzrhythmusstörungen, 2. Aufl. Schattauer, Stuttgart New York
Parker J (1994) The sports diving medical. J L Publications, Melbourne
Patte M, Schmerber J, Neuhas M (1982) Intérêt de la méthode au xenon 133 i. v. dans la mise en évidence d'anomalies fonctionnelles pulmonaires locorégionales. Mé Sibhyp 143: 1050–1052
Peurifoy RZ (1993) Angst, Panik und Phobien. Huber, Bern

Pfeiffer EF, Scherbaum WA, Dölle W (1987) Einführung zum Thema Diabetes. Internist 28: 203–204
Philp RB (1980) Drugs and diving. In: Walsh (1980) pp 11–16 (s. Übersichtswerke)
Piriova B, Dobrev D, Kraster K, Bogdanov P (1964) Diurese und spezifisches Harngewicht beim Unterwasserschwimmen. Med Sport (Berlin-Ost) 4: 80
Polkinghorne PJ, Sehmi K, Cross MR, Minassian D, Bird AC (1988) Ocular fundus lesions in divers. Lancet II: 1381–1383
Powell MR, Smith MT (1985) Fetal and maternal bubbles detected noninvasively in sheep and goats following hyperbaric decompression. Undersea Biomed Res 12: 59–67
Razvodovski VS (1979) A propos des limites d'âge, charges physiques et méthodes du contrôle médical dans les sports subaquatiques pour les jeunes (Protokoll Commission Médical CMAS, Monaco, 6. 1. 1979)
Reimann KD (1983) Spätschäden bei Tauchern unter besonderer Berücksichtigung des Skelettsystems. In: Gerstenbrand (1983) S 301–317 (s. Übersichtswerke)
Ringelstein EB (1989) Offenes Foramen ovale und Schlaganfälle bei jungen Erwachsenen. Dtsch Med Wochenschr 114/1: 38
Risberg J, Hordnes C, Stuhr LEB, Tyssebotn I (1994) Effect of Beta$_1$-adrenoceptor blockade in rats at 5 bar ambient pressure. Undersea Hyperbaric Medicine 21: 371–385
Roszahegyi I (1967) Zitiert nach Elliott, Moon, pp 585–604. In: Bennett (1993) (s. Übersichtswerke)
Roszahegyi I (1989) Begutachtung der Dekompressionsätiologie von Gesundheitsschäden. In: Gerstenbrand (1989) S 1–6 (s. Übersichtswerke)
Russi E, Gäumann N, Geroulanos S, Bühlmann AA (1985) Magenruptur beim Tauchen. Schweiz Med Wochenschr 115/23: 800–803
Russi E, Pons M, Hold G, Hess Th (1992) Pulmonary edema in scuba divers and in a swimmer. Proceedings 18th Annual Meeting of EUBS, pp 34–36
Rutenfranz J (1984) Ergometrische Methoden zur Bestimmung der körperlichen Leistungsfähigkeit. Schriftenreihe des Hauptverbandes der gewerblichen Berufsgenossenschaften, Bonn
Saunders D (1989) Sporttauchen: Ausrüstung, Physik, Technik, Planung, BLV, München
Schiöberg-Schiegnitz S (1990) Tauchpsychologie. Hofmann, Augsburg
Schiöberg-Schiegnitz S (1994) Test on diving addiction in sport scuba diving. In: Proceedings of the 20th Annual Meeting of the EUBS, Istanbul
Schnabel A (1987) Diabetes mellitus und körperliche Belastung. Schwerpunkt Medizin 10/3: 37
Scholander PF, Hammel HT, Le-Messurier H, Hemmingsen E, Garey W (1962) Circulatory adjustment in pearl divers. J Appl Physiol 17: 184–190
Schultebraucks R (1988) Tauchen und Asthma. Caisson 3/2: 29–30
Sciarli R (1971) Pathologie de la plongée libre. Gaz Méd France 78/25: 4051
Seemann K (1983) Tauchtauglichkeit. In: Gerstenbrand (1983) Einleitung (s. Übersichtswerke)
Seige K (1987) Zur Epidemiologie des Diabetes mellitus. Internist 28: 205–209
Semler G (1994) Die Lust an der Angst. Heyne, München
Simmons FB (1968) Theory of membrane breaks in sudden hearing loss. Arch Otolaryngol 88: 41–48
Simon DR, Dradley ME (1978) Corneal edema in divers wearing hard contact lenses. Am J Ophthalmol 85: 462–464
Stegmann J (1984) (s. Übersichtswerke)
Strutz J (1988) Otologische Aspekte beim Tauchen. HNO 36: 198–205
Thulesius O (1974) Die Diagnose der orthostatischen Hypotonie. Z Kreislaufforsch 61: 742
Tinger G (1986) DSM-III. Diagnostische Kriterien und Differentialdiagnosen. Beltz, Weinheim
Tirpitz D, Knierim J (1993) Arthroskopische und feingewebliche Befunde nach Dekompressionskrankheit Typ I am Knie. In: Ehm (1993) S 27–34 (s. Übersichtswerke)
Utz G (1988) Tauchen und Asthma. Caisson 3/2: 30
Vorosmarti J jr (1987) (s. Übersichtswerke)

Wahlund H (1948) Determination of physical working capacity. Acta Med Scand 132, Suppl 215. Zitiert in: Franz IW, Mellerowicz H (1977) Vergleichende Messungen der PWC 170 mit Leistungsstufen von unterschiedlicher Größe und Dauer. Z Kardiol 66: 670–674
Walsh JM (1980 a) Annotated summary tables. In: Walsh (1980) p 89 (s. Übersichtswerke)
Walsh JM (1980 b) Behavioral effects of drugs in the hyperbaric environment. In: Walsh (1980) pp 17–24 (s. Übersichtswerke3)
Weicker H, Zenz T, Werle E (1987) Tauchen und hypertone Kreislaufregulation. Caisson 2/2: 32
Welslau W (1992) Verhaltensregeln für tauchende Diabetiker. Caisson 7:47–49
Welslau W (1994 a) Conference an medical standards for fitness to dive. Caisson 9/1/2: 22–27
Welslau W (1994 b) Neurologische Defizite durch Tauchen. Caisson 9: 27–35
Wendling J, Ehrsam R, Knessl P, Nussberger P (1995) Tauchtauglichkeit – Manual. Schweizerische Gesellschaft für Unterwasser- und Hyperbarmedizin, Biel
West JB, Mathieu-Costello O (1992) Stress failure of pulmonary capillaries in the intensive care setting. Schweiz Med Wochenschr 122: 751–575
Wetzel D (1994) Emotionales Erleben beim Sporttauchen. Diplomarbeit Universität Bayreuth, Lehrstuhl Sportwissenschaften II
Wilmshurst PT, Byrne JC, Webb-Peploe MM (1989) Relation between interatrial shunts and decompression sickness in divers. Lancet II: 1302–1306
Wilmhurst PT, Nuri M, Crowther A, Webb-Peploe MM (1989) Cold-induced pulmonary oedema in scuba divers and swimmers and subsequent development of hyptertension. Lancet I: 62–65
Wirtfeld A (1986) Antiarrhythmika bei asymptomatischen ventrikulären Extrasystolen? Dtsch Med Wochenschr 11/36: 1378
Zuckerman M (1979) Sensation seeking. Beyong the optimal level of arousal. Hillsdale, New Jersey
Zwingelberg KM, Knight MA, Biles IB (1987) Decompression sickness in women divers. Undersea Biomed Res 14/4: 311

Übersichtswerke

Bennett PB, Elliott DH (1975) The physiology and medicine of diving. 2nd edn. Baillère & Tindall, London
Bennett PB, Elliot DH (1982) The physiology and medicine of diving, 3rd ed. Baillère & Tindall, London
Bennett PB, Elliott DH (1993) The physiology and medicine of diving, 4th edn. Saunders, London
Bühlmann AA (1983) Dekompression – Dekompressionskrankheit. Springer, Berlin Heidelberg New York Tokyo
Davis JC (ed) (1986) Medical examination of sport scuba divers. Medical Seminars/Best Publ CO San Pedro/CA 90732
Edmonds C, Lowry C, Pennefather J (1981) Diving and subaquatic medicine, 2nd edn. Diving Medical Centre, Mosman (N.S.W.)/Australia 2008
Ehm OF (1993) Tauchen noch sicherer, 6. Aufl. Müller Rüschlikon, Zürich Stuttgart Wien
Ehm OF, Gerstenbrand F, Lorenzoni E, Urban R (Hrsg) (1993) Tauchmedizin 5. ecomed, Landsberg/Lech
Fife W (ed) (1987) Women in diving. 35th Undersea and hyperbaric medical society (UHMS) workshop, Bethesda/Md. UHMS Publ No. 71
Gerstenbrand F, Lorenzoni E, Seemann K (Hrsg) (1980, 1983, 1986, 1989) Tauchmedizin 1–4. Aufl. Schlüter, Hannover
Gillette PC, Garson A Jr (1990) Pediatric arrhythmias: electrophysiology and pacing. Saunders, London

Lambertsen CJ (ed) (1976) Underwater physiology, vol 5. FASEB (Fed Am Soc Exp Biol), Bethesda/MD
Matthys H (1983) Medizinisches Tauchfibel, 3. Aufl. Springer, Berlin Heidelberg New York Tokyo
Parker J (1994) The sports diving medical. J L Publications, Melbourne
Stegemann J (1984) Leistungsphysiologie, 3. Aufl. Thieme, Stuttgart New York
Vorosmarti J jr. (ed) (1987) Fitness to dive. 34th Undersea and hyperbaric medical society (UHMS) workshop, Bethesda/Md. UHMS Publ. No. 70
Walsh JM (ed) (1980) Interaction of drugs in hyperbaric environment. 21st Undersea and hyperbaric medical society (UHMS) workshop, BEthesda/Md. UHMS Publ. No. 21
Wendling J, Ehrsam R, Knessl P, Nussberger P (1995) Tauchtauglichkeit – Manual. Schweizerische Gesellschaft für Unterwasser- und Hyperbarmedizin, Biel

Sachverzeichnis

A

ABC-Ausrüstung 137
ABC-Schwimmen 11
Abdomen / Abdominalorgane 62 ff., 117, 118
- Kontraindikationen 117, 118
ACE-("angiotensin converting enzyme")-Hemmer 55, 72
Acetylsalicylsäure 14
Acne vulgaris 21
Adames-Stokes-Syndrom 51
Adipositas 73
- Anfälligkeit für die Dekompressionskrankheit 73
- Broca 73
Affekt, spezifischer 86
Aids (siehe auch HIV) 22, 23
"air-trapping" 37, 40
- Lungenüberdruckanfall 40
Alkohol als Sedativum 90
Alkoholsüchtige 12, 90
Allgemeinzustand 19, 20
Allopurinol 16
"alternobaric vertigo" 32
Altersgrenzen 9 ff., 113
Alveolenruptur 36
Amas 1
Amputierte 70
- Arm 70
- Bein 70
Anämie 74
Anamnese 85, 114
Anästhetika 14
ANF-(atrial-natriuretischer Hormon)-Faktor 66
- Diurese 66
Anfallsleiden 12
Angst 43, 77, 83, 84, 89
- allgemeine Ängstlichkeit 77
- Ausprägung 84
- Blutdrucksteigerungen (Hypertonie) 43, 53

- gesteigertes Angstempfinden, Ursachen 83
- Katecholaminausschüttung, erhöhte 43
- Tachykardien 43
- unter Wasser 83
Antiarrhythmika 14
Antiasthmatika 16
Antidepressiva 16
Antihistaminika 14
Antikoagulanzien 46
Antikonzeptiva (Pille) 68
Anus praeter 64
Anxiolytika 16
Aorteninsuffizienz 46
Aortenisthmusstenose 45
Aortenstenose 45
Apnoetauchen 3, 36, 137, 138
- Bewußtlosigkeit beim 138
Aquaeductus cochleae 30
Arbeitsmedizinische Kriterien 127 ff.
- gesundheitliche Bedenken 129
Armamputierte 70
Ärophagie 63
Arousal 82
Arrythmien (siehe Herzrhythmusstörungen) 47-49
Arterien, Aa. carotis 35
Arthrosen 69
Aspirinintoleranz 26
Asthma bronchiale 38, 39
- Belastungsasthma 39
- beschwerdefreier Intervall 40
- "extrinsic asthma" 39
- Formen 39
- Häufigkeit 38
- Lungenfunktionswerte 40
- Lungenüberdruck 38
- Provokationsmethoden 39
- Selbstverantwortung 40
- Vorgeschichte 38
Atemarbeit 59
Atemspende, HIV 23
Atemwegserkrankungen, obstruktive, Lungenüberdruck 38

151

Atmungsorgane, Kontraindikationen 116
Atmungssyndrom, nervöses 56
Audiometrie 32
Augen 23 ff., 114, 115
- Kontraindikationen 115
Augenhintergrundveränderungen 25, 108
- Langzeitschäden nach Tauchen 108
Austauchstufen 137
Autoritätskonflikte 11
AV-Block 51
- I. Grades 51
- II. Grades 51
- III. Grades 51
- - angeboren 51
- totaler 51

B

Ballondilatationen (PTCA), Koronarinsuffizienz 47
Bandscheibenprolaps 97
Bandscheibenschäden 69, 97
bar 137
Barbiturate 14
Barotrauma 26, 30, 31, 36, 37, 137, 138
- explosives 31
- Innenohr (*siehe auch* Innenohrbarotrauma) 30, 31
- Lunge / pulmonales (*siehe auch* Lungenbarotrauma) 36, 37, 137, 138
Behinderte / Behindertentauchen 100
- Tauglichkeitsuntersuchung, Behinderungen 11
- technische Hilfsmittel 104
Beinamputierte 70
Benadryl (Diphenhydramin) 14
"bends" 2, 70, 138
Berufstaucher, spezielle psychische Aspekte 87
β-rezeptorenblocker 24, 55
- Atenol 55
Bewegungsapparat 69 ff., 118, 119
- Kontraindikationen 118, 119
Bewußtlosigkeit beim Apnoetauchen 138
Blase 65
- Karzinom 65
- Papillome 65
- Steine 65
Blue-Orb-Syndrom 77
Blutdruck
- Erhöhung (*siehe* Hypertonie)
- hydrostatische Druckwirkungen 52
blutdrucksteigernde Effekte 53
blutdruckwirksame Hormone 53

Bluterkrankungen 71 ff., 121
- Kontraindikationen 121
Blutvolumenverlagerung 42
Boyle-Mariotte-Gesetz 29, 36, 62
Broca 73, 114
Bronchialschleimhaut 39
- Hyperreagibilität 39
Bronchitis, Lungenüberdruck 38
Bronchospasmolytika 40
Brown-Sequard-Syndrom 102
Bypaßoperationen, Koronarinsuffizienz 47

C

Caisson-Krankheit 2
Chokes 138
Cholesteatom 28
Cholezystopathien 64
Cholinergika 14
"cluster headache" 99
CMAS (Confédération Mondiale des Activités Subaquatiques) 5
Coffein 14
Colitis ulcerosa 64
Commotio cerebri 94
"counterphobe" 80
Crohn-Krankheit 64

D

Darmerkrankungen, entzündliche 64
Dekompressionskrankheit 2, 31, 73, 137, 139
- Adipositas 73
- Innenohr 31
- Stufen 137
- Tabellen 139
dementielle Syndrome / organische Demenz 88–90
Diabetes mellitus 71 ff., 90, 121
- Glukosegleichgewicht 71
- hypoglykämische Reaktion 71
- Intoxikation 90
- Kohlenhydratstoffwechsel 71
- Mikroangiopathien 72
- Nephropathie 72
- Retinopathie 72
- Tauchtauglichkeit 71
- Typ I 72
- Typ II 72
Dickdarmdivertikel 64
Diphenhydramin (Benadryl) 14
Diurese 65, 66

"diver" (*siehe auch* Taucher)
- "recreational diver" 8, 101
Divertikel 62, 64
- Dickdarm 64
- Dünndarm 64
Doping 48
Doppelnieren 65
Drogensüchtige 90
Druckausgleich 26, 30
- Mittelohr 29
Druckdifferenzschwindel 32
Druckkammerbehandlung, Innenohrbarotrauma 32
Druckregelung, dynamisch-labile 55
Ductus Botalli 44, 67
- offener 44
Dünndarmdivertikel 64
Dysmenorrhöen 68

F

Fachkunde "Tauchmedizin" 7
Fahrradergometer, Hochdruckdiagnose 53
Fazialisparese 35
- mechanisches Trauma 35
Fehlsichtigkeiten 23
Fensterruptur 31
Fettstoffwechselstörungen 73
Flack-Test 56, 59
Flow-Zustand 79
Foramen ovale 67
- offenes 44
Fremdmotivation 82
Friedreich-Ataxie 97
Funktions- und Leistungsprüfungen 57

E

"easy-diving" 83
Echokardiographie 46
Eigenverantwortlichkeit, Untersuchung 11
Einäugigkeit 24
Einschleusen 134
Einsekundenwert 38
Ekzem
- atopisches (Neurodermitis) 21
- seborrhoisches 21
Elektronystagmographie 32
Emblemsucht 81
Embryopathiefolgen 70
Emphysemblasen, Lunge 37
Encephalomyelitis disseminata 96, 98
Endorphine 81
Enzephalitis 95
Enzephalopathie, Langzeitschäden nach Tauchen 107, 108
Epididymitis 65
Epilepsie 98
Epistaxis 27
Ergometrie 57, 58
- Abbruchkriterien 59
- Faustregel 58
Ernährungszustand 20
Ertrinken 37
Erythrozyten 74
Exostosen im Gehörgang 27, 29
Extrasystolen 50
- supraventrikuläre 50
- ventrikuläre 50
Extremitäten 69
"extrinsic asthma" 39

G

Gallensteine 64
Ganzkörperlethysmographie 40
Gasembolie, zerebrale 142
Gaumenspalten 34
Gefäßkrankheiten, periphere 56
Gehörgang 27 ff.
- Entzündungen 27
- Exostosen im 27, 29
- Seborrhoe 27
Gelenke, operierte 70
Gelenkprothesen 70
Geschlechter, Unterschiede 68, 113
Gesetz von Boyle-Mariotte 29, 36, 62
gesundheitliche Bedenken 129
Gesundheitsschädigung, akute 134
Glaukom 24, 25
- mit engem Kammerwinkel 25
Gleichgewichtsstörungen 32
Glomerulonephritis 65
Glukose-6-Phosphat-dehydrogenase-Mangel 74
grauer Star 24
Grenzwerthypertoniker 56
Großhirn, Folgen nach Verletzungen 94
Grundsatz-26 7
Grundsatz-31 7, 13, 127
grüner Star 24
GTÜM e.V. 7, 8, 111 ff.
- Richtlinien der GTÜM 92 13, 111
- Tauch- und Überdruckmedizin GTÜM e.V. 8
- Taucherarzt GTÜM e.V. 7
Guillain-Barré-Syndrom 97
gynäkologische Besonderheiten 66 ff.

H

Hals 35
Hämatologie 74
Hämoglobin / Hämoglobinpatienten 74
Hämophilie 74
Hämorrhoiden 64
Haut 114
- Pilzerkrankungen 21
"headache" 99
Hemilaminiektomien 97
Hemiparese, spastische 104
Herdläsion, zerebrale 102
Hernien 62, 63
- Hiatushernien 62
- Inkarzeration 62
- präösophageale 63
Herz und Kreislauf 42 ff., 116
- Kontraindikationen 116
Herzfrequenz 48
Herzgeräusch 44
Herzinfarkte 43, 46
- Statistik 43
Herzklappenfehler 46
Herzkrankheit, koronare 46, 47, 57
Herzrhythmusstörungen (Arrythmien) 47–49
- Antiarrhythmika 47
- β-Blocker 47
- Digitalisglykoside 47
- Doping 48
- Kardiomyopathie 48
- Langzeitelektrokardiographie 47
- Myokarditis 48
- Sport 48
- Streckentauchen, apnoisches 48
- Tauchtauglichkeit 49
- Vorhofflattern oder -flimmern 48
Herztodesfälle, plötzliche ("sudden death") 48
Herzviten 44
Hiatushernien 62
Hirnembolie 37
Hirntumoren 95
HIV 22, 23
- Ansteckungsmöglichkeit 22
- Atemspende 23
- HIV-Test 22
Hochdruckdiagnose (*siehe auch* Hypertonie) 53, 54
- Fahrradergometer 53
- Grenzwert 53
Honorierung, Tauglichkeitsuntersuchung 5
Hormone, blutdruckwirksame 53
Hörprüfung 33
Hörschädigungen 33, 106

Hörsturz 31
Hufeisenniere 65
Hydrozelen 65
Hypercholesterinämie 73
Hyperkapnie, Langzeitschaden nach Tauchen 107
Hyperlipoproteinämien 73
Hypernephrom, Karzinom 65
Hypertonie 52–54
- Angst 53
- Erkennung 57
- Grenzhypertonie 53
- Grenzwerthypertoniker 56
- Kälte 53
- medikamentöse eingestellte 54
Hypertonus, labiler 82
Hyperurikämie 73
Hyperventilation 56
Hypoglykämie 71
Hypotonie 55
Hysterie / Hysteriesyndrom 88, 89

I

Immersion 63, 66
- Refluxneigung 63
Impotenz, Langzeitschaden nach Tauchen 107
Infektionskrankheiten 21
Infundibulotomie 27
Innenohr 30
- Dekompressionskrankheit 31
- ovales Fenster 30
- rundes Fenster 30
Innenohrbarotrauma 30–32
- beidseitiges 31
- Druckkammerbehandlung 32
- implosives 31
- Therapie 31
Innenohrschwerhörigkeit 32, 33
- Pathomechanismus 33
Intoxikationen 88, 90
- Akutintoxikation 90
- chronische 88
- Diabetes mellitus 90
- endogene 90
- Hyperthyreose 90
- Sauerstoffintoxikation 140

J

jugendliche Taucher 11

K

Kälte, Hypertonie 53
Kälteangitis 56
Kardiomyopathie 46, 48
kardiopulmonale Leistungsbreite 57
Keratoplastik 24
Kernspintomographie 96
- aseptische Knochennekrosen 106
Kindertauchen 9 ff.
Knochenfrakturen 70
Knochennekrosen, aseptische 106
- aseptische 70
- Kernspintomographie 106
- Röntgenuntersuchungen 106
- Szintigraphie 106
Kondition 19, 20
Konstitution 19, 20
Konsumdenken 83
Kontaktlinsen 23
Kontraindikationen, absolute und relative 13 ff., 114 ff.
- Abdominalorgane 117
- Atmungsorgane 116
- Augen 114, 115
- Bewegungsapparat 118
- Bluterkrankungen 121
- Haut 114
- Herz- und Kreislauf 116
- Nase und Nasennebenhöhlen 115
- neurologische Erkrankungen 120
- Ohren 115
- Psyche 119
- Stoffwechselerkrankungen 121
- Urogenitalsystem 118
Konzentrations- und Gedächtnisstörungen, Langzeitschäden nach Tauchen 107
Kopf 23 ff.
Kopfschmerz 99
- vasomotorischer 99
- zervikogener 99
koronare Herzkrankheit 46, 47, 57
Koronarinsuffizienz 47
- Ballondilatationen (PTCA) 47
- Bypaßoperationen 47
- Einzelgefäßerkrankung 47
- ergometrische Untersuchung 47
Koronarspasmen 47
Kreislauf 42 ff., 116
- Beurteilung, Kreislaufregulation 60
- hyperkinetische Kreislaufeinstellung 55
- Kontraindikationen 116
Kunstaugen 24
Kyphosen 69

L

Lachschlag 98
Lagerunsschwindel, paroxysmaler 32
Laminektomie 97
Lange-QT-Syndrom 52
Langzeitschäden nach Tauchen 105 ff.
- Augenhintergrundveränderungen 108
- EEG-Veränderungen 108
- Enzephalopathie 107, 108
- Hyperkapnie 107
- Impotenz 107
- Konzentrations- und Gedächtnisstörungen 107
- Lymphödem, muskuläres 108
- Morbidität und Mortalität 108
- neurovegetative Störungen 107
- Stimmungslabilität 107
- Vitalkapazität 107
Laryngektomie 34
Laryngitis 33
Laryngospasmus 33, 37
Laryngozelen 33
Larynx 33, 34
Lebererkrankungen 64
Leichenbergung 86
Leistungsbreite /-fähigkeit 57, 58
- Herzpatienten 58
- kardiopulmonale 57
- normale 58
Leistungsmotivation, übersteigerte 82
Leukozyten 74
Lidocain 17
Linksschenkelblock 51
Lithium 17
Loperamid 16
Lown-Ganong-Levine-(LGL)-Syndrom 50
Lown-Klassifizierung 50
Luftembolie, arterielle 36
Lunge 36 ff.
- Emphysemblasen 37
- Kavitäten 37
- Zysten 37
Lungenautomat 36
Lungenbarotrauma 36, 37, 138
- Rezidive 37
Lungenfunktionswerte, Asthma 40
Lungenödem 42, 43
- Kälteexposition 43
Lungenriß, zentraler 37
Lungenüberdruck / Lungenüberdruckanfall 36–38
- "air-trapping" 37
- Asthma bronchiale (*siehe auch dort*) 38
- Bronchitis 38

155

- Laryngospasmus 37
- Lungenemphysem 38
- obstruktive Atemwegerkrankungen 38
- Paniksituation 27
Lungenüberdruckunfall 2, 3, 34
Luxationen, habituelle 12, 69
Lymphadenopathie 22
Lymphknotenveränderung 35
Lymphödem, muskuläres, Langzeitschäden nach Tauchen 108

M

Machotyp 81
Magen, Ruptur 63
Mammaimplantate 69
manisch-depressives Kranksein (MDK) 88
Marcumar 46
Medikamente 14 ff., 104
- Dauertherapie 104
Medikamentensucht 90
Mefloquin 16
Ménière-Krankheit 32
Menigiom 95
Menopause 68
Migräne 99
- ophthalmique 99
- simplex 99
Mißbildungen, angeborene 104
Mitralinsuffizienz 46
Mitralklappenprolaps 46
Mitralstenosen 45
Mittelohr 29, 30
- Barotrauma, Schweregrade 30
- Druckausgleich 29
MODY-Gruppe 72
Morbus
- M. Crohn 64
- M. Ménière 32
- M. Parkinson 97
- M. Raynaud 56
- M. Scheuermann 69
Morgagni-Sinus 33
Motivation, Fremdmotivation 82
multiple Sklerose 98
Muskelatrophie 97, 102
- neurale 97
- pereonale 102
M. orbicularis oris 35
Myokarditis 48
Myopathie 98, 102
Myositis 102

N

Nachuntersuchungen 13 ff., 121, 131 ff.
Narkolepsie 98
Nase- und Nasennebenhöhlen 25 ff., 115
- Kontraindikationen 115
Naßtauchanzug 21, 139
Neopren 140
Nephropathie 72
N. facialis 35
Nervenschädigung 103
- Nervenwurzel 103
- periphere Nerven 103
Netzhautablösungen 24
Neurodermitis 21
neurologische Erkrankungen 93 ff., 120
- Kontraindikationen 120
neuromuskuläre Erkrankungen 102
Neurosen 88
neurovegetative Störungen 62
- Langzeitschäden nach Tauchen 107
neurovegetatives Syndrom 62
Nierensteine 65
Nierentransplantation, Zustand nach 65
Nierenzysten, solitäre 65
Nullzeit 140
Nystagmus 31

O

Ohren 27 ff., 115
- Gehörgang (siehe dort) 27 ff.
- Innenohr (siehe dort) 30
- Kontraindikationen 115
- Mittelohr (siehe dort) 29, 30
- Trommelfell (siehe dort) 27, 28
Ohrenstöpsel 27
Orchitis 65
orthostatisches Syndrom, konstitutionelle Hypotonie 55
Osteochondrosen 69
Otitis externa 27, 28
- chronische 28
- Prophylaxe 28
Otorrhoe 29
Otosklerose 28

P

Panik / Paniksituation 2, 75, 85
- Lungenüberdruckanfall 37
Paniksyndrom 85
Panikzentrum 82

Pankreaserkrankungen 64
Parkinson-Krankheit 97
Partialdruck 140
pereonale Muskelatrophie 102
Periodenblutungen 68
Persönlichkeit, Typ-A 81
Pharynx 33, 34
Phobien 88, 89
Pleuraschwarten 41
Pleurodese 41
Plexus
- brachialis 96
- lumbosakralis 96
Pneumothorax 12, 40, 41
- iatrogener 41
- Spannungspneumothorax 40, 41
- Spontanpneumothorax 12, 40, 41
- traumatischer 41
Polyneuropathie 98
Polypen 27
Polyposis nasi 26
postthrombotisches Syndrom 56
Präexzitationssyndrom 50
Prämenopause 68
Prazosin 55, 72
Problemtaucher 80
Prostataadenom 65
Prüfungstauchgänge 82
Psoriasis vulgaris 21
Psyche 74 ff., 119
- Kontraindikationen 119
psychiatrische Erkrankung 88
Psychopathiesyndrom 88, 89
Psychosen, schizophrene 88
Pubertätsprobleme 11
Pulmonalstenosen 45
Puls, Reaktionsweisen 61
Pyelonephritis 65

Q

QT, Lang-QT-Syndrom 52
Querschnittslähmung 96
Querschnittssymptomatik 102

R

Radikaloperationen 28
Rechsgrundlagen 135
rechtliche Lage 7 ff.
Rechtsschenkelblock 51
- invollständiger 51
- vollständiger 51
"recreational diver" 8, 101

Refluxkrankheit 62
Refluxneigung, Immersion 63
Regulationsstörung, vegetative 55, 56
Rekurrensparese 34
Reserpin 26
Retinopathie 72
Rettungsdienst 86
Rhinitis 26, 34
- akute 26
- allergische 26
- atrophische 26
- chronische 26
Richtlinien der GTÜM 92 13
Risikobereitschaft 80
Romano-Ward-Syndrom 52
Röntgenaufnahme / -untersuchung
- aseptische Knochennekrosen 106
- Thoraxorgane 37
Roussy-Levy-Syndrom 97, 102
Rückenmarkschäden 96
- Querschnittsläsion 96

S

Sauerstoffaufnahme 57
- maximale 57
- submaximale 57
Sauterstoffintoxikation beim Tauchen 140
Scheuermann-Krankheit 69
Schießen 140
schizophrene Psychosen 88
Schrittmacher / Schrittmacherträger 51, 52
Schwangerschaft 66 ff., 113
- Abortrisiko, erhöhtes 67
- Fehlgeburt 66
- Frühabort 68
- Inzidenz von Fruchtschäden 66
- Mißbildung 66
- Schnorcheltauchen 68
Schweigepflicht, Tauglichkeitsuntersuchung 4
Schwerhörigkeit 31
Schwimmbadblackout 11
Schwindel 32
- Druckdifferenzschwindel 32
- Lagerungsschwindel, paroxysmaler 31, 32
Scopolaminpflaster (Scopoderm TTS) 15
Scuba 140
Seborrhoe / seborrhoisches Ekzem 21
- im Gehörgang 27
Sehleistung / Sehschärfe 23, 25
Sekundenkapazität 59
Septumdeviationen 26

Shunt 44
- links-rechts- 44
- operierte kardiale Shuntviten 45
- rechts-links 44
Sichelzellanämie 74
Sick-sinus-Syndrom 51
Sinus Morgagni 33
- Valsalva-Manöver 33
Sinusitis 26, 34
- akute 26
- chronische 26
Sinustachykardie 49
Sklerose, multiple 98
Skoliosen 69
Spannungspneumothorax 40, 41
Spermatozelen 65
Spina bifida 69
Spirometrie 38
Spondylarthrosen 69
Spontanpneumothorax 12, 40, 41
- sekundärer 41
Sporttauchen / Sporttaucher 8, 93, 123 ff.
- Herzrhythmusstörungen 48
- Integrationszentren für höchste Hirnleistungen 93
- Tauchuntersuchungsformular (GTÜM) 123 ff.
Star 24
- grauer 24
- grüner 24
Stimmungslabilität, Langzeitschäden nach Tauchen 107
Stirnhirn, Temporallappensymptomatik 94
Stoffwechselerkrankungen 71 ff., 121
- Diabetes 121
- Kontraindikationen 121
- Übergewicht 121
Streckentauchen 10
- apnoisches, Arrythmien 48
Streß 75
Struma 35
Suchtkrankheiten 88, 90
"sudden death" 48
Sympathikolytika 24
Sympathikomimetika 14, 24
Symptomenkomplex, variköser 56
Szintigraphie / Szintigramm 40
- aseptische Knochennekrosen 106

T

"Taravana" 1
Tauch- und Überdruckmedizin GTÜM e.V. 8, 127
Tauchanzüge 21
- Naßtauchanzüge 21, 139
- Trockentauchanzüge 21
Tauchen
- Begleitumstände beim 42
- Langzeitschäden nach 105 ff.
- während der Schwangerschaft (siehe auch dort) 67
- Spätschäden 105
- als Sport 93
- als Wettkampfsport 5
Taucher (siehe auch "diver")
- im Rettungsdienst 86
Taucherarzt GTÜM e.V. 7
Taucherflöhe 141
Tauchlehrer 85, 86
Tauchmedizin 7, 8, 13 ff.
- Fachkunde 7
- Nachuntersuchungen 13 ff.
- Tauch- und Überdruckmedizin GTÜM e.V. 8
- Taucherarzt GTÜM e.V. 7
- Zusatzbezeichnung 7
Tauchtauglichkeit / Tauglichkeitsuntersuchung 4, 5
- Anamneseerhebung 85
- Behinderungen 11
- Eigenverantwortlichkeit 11
- Herzrhythmusstörungen (Arrythmien) 47-49
- Honorierung 5
- konsultativer Akt 4
- Persönlichkeitstest (MMPI) 91
- psychische Untersuchungen 91
- Schweigepflicht 4
- Tauglichkeitsurteil 101, 105, 112
- - "tauglich mit Einschränkung" 101, 105
- Untersuchungsarten 128
- Untersuchungsformular für Sporttaucher (GTÜM) 123 ff.
- Untersuchungsgang 19 ff.
- Urteil 11
Tauchunfälle, menschliches Versagen 62
Terozocine 55
Thalidomid-(Contergan)-Embryopathiefolgen 70
Thorax / Thoraxorgane 35-37
- Inspektion 35
- Röntgenaufnahme 37
- Trichterbrust 35
"thrill-seeking" 80
TIA (transitorisch ischämische Attakke) 95, 104
Tiefenrausch 17, 142
Tiffeneau-Wert 59
Tinnitus 31
Tonsillen 34

- chronische Tonsillitis 34
Toynbee-Manöver 30
Trichterbrust 35
Trikuspidalstenosen 45
Trockentauchanzüge 21
Trommelfell 27, 28
- beurteilen 28
- Narben 28
- traumatische Perforation 28
Tuben 29, 30
- Belüftung 29
- Öffnung 29
Tubenöffner 34
Tympanoplasatik 28
- Typ III B 28

U

Überdruckmedizin, Tauch- und Überdruckmedizin GTÜM e.V. 8, 127
Übergewicht 20, 121
Ulkuskranke 64
Unfallmechanismen 77
- Auslöser 77
- Motivationsbereiche, kritische 77
- Persönlichkeitsfaktoren, kritische 77
- Ursache 77
Unfallstatistik 3
Unfallursachen 76
- Fehlverhalten 76
Untergewicht 20
Untersuchung (siehe Tauglichkeitsuntersuchung)
Unterwassertherapie, totale 97
Uretersteine 65
Urethritis 65
Urinfisteln 65
Urogenitalsystem 64 ff., 118
- Kontraindikationen 118
- tuberkulöse Erkrankungen im Nierenbereich 64

V

Valsalva-Manöver 29-31, 33, 44
- echokardiographische Untersuchung 44
- erzwungenes 31

- forciertes 30
- Sinus Morgagni 33
variköser Symptomenkomplex 56
Varikozelen 65
VDST e.V. (Verband Deutscher Sporttaucher) 9
Ventilationsstörung, obstruktiv-restriktive 59
Ventrikelseptumdefekte 44
Verschlußkrankheit, arterielle 56
"vertigo, alternobaric" 32
Vestibularisausfall 32
Vestibularorgan 32
Vitalkapazität 38
- inspiratorische 57
- Langzeitschäden nach Tauchen 107
Vorhofdefekte 44, 48-50
- Flattern oder Flimmern 48-50
- - idiopathische Form 50
- Vorhoftachykardie 49

W

W_{170} 57
Wasserrettungsorganisationen 11
Wettkampfsport, Tauchen als 5
Wirbelgleiten 69
Wirbelsäule 69
Wolff-Parkinson-White-(WPW)-Syndrom 50
Wurzelfüllungen, Zähne 34

Z

Zähne 34
- Extraktion 34
- Füllungen 34
- Wurzelfüllungen 34
Zentralnervensystem 74 ff.
zerebrale
- Gasembolie 142
- Herdläsion 102
zerebrovaskuläre Erkrankungen 95
Zerumialpfropf 27
Zusatzbezeichnung
  "Tauchmedizin" 7
Zwangsneurosen 89
Zystennieren 64

| MIX |
| Papier aus verantwortungsvollen Quellen |
| Paper from responsible sources |
| FSC® C105338 |

If you have any concerns about our products,
you can contact us on
ProductSafety@springernature.com

In case Publisher is established outside the EU,
the EU authorized representative is:
**Springer Nature Customer Service Center GmbH
Europaplatz 3, 69115 Heidelberg, Germany**

Printed by Libri Plureos GmbH
in Hamburg, Germany